陈修园医学丛书

长沙方歌括

清·陈修园 撰

李奕祺 校注

中国中医药出版社

·北 京·

图书在版编目（CIP）数据

长沙方歌括/（清）陈修园撰；李奕祺校注.—北京：中国中医药出版社，2016.5(2017.12重印)
（陈修园医学丛书）
ISBN 978-7-5132-2366-9

Ⅰ.①长… Ⅱ.①陈… ②李… Ⅲ.①《伤寒杂病论》－方歌－注释－中国－清代 Ⅳ.①R222.27

中国版本图书馆 CIP 数据核字（2015）第 0257556 号

中 国 中 医 药 出 版 社 出 版
北京市朝阳区北三环东路 28 号易亨大厦 16 层
邮政编码 100013
传真 010 64405750
廊坊市三友印务装订有限公司印刷
各地新华书店经销
*
开本 880×1230 1/32 印张 5 字数 84 千字
2016 年 5 月第 1 版 2017 年 12 月第 2 次印刷
书 号 ISBN 978-7-5132-2366-9
*
定价 19.00 元
网址 www.cptcm.com

社长热线 010 64405720
购书热线 010 64065415 010 64065413
微信服务号 zgzyycbs
书店网址 csln.net/qksd/
官方微博 http://e.weibo.com/cptcm
淘宝天猫网址 http://zgzyycbs.tmall.com

陈修园医学丛书
编委会

内容提要

　　《长沙方歌括》为陈修园的代表著作之一，约成书于清嘉庆十三（1808）。书分六卷，歌括112首。全书以方名为纲，每首汤方之下，先摘引《伤寒论》原文，揭示该方主治病证，继之为组成药物、剂量及煎煮服用方法。接着用诗歌形式表达这些内容，颇具概括性，简明扼要，便于记诵和应用。最后加以按语，主要是对方义的阐析，使读者能加深理解。

前　言

陈念祖，字修园、良友，号慎修，福建省长乐县江田乡溪眉村人。生于清乾隆十八年（1753），卒于清道光三年（1823），终年七十岁。是清代著名医学家、教育家。

陈修园早年丧父，家境贫寒。幼时从祖父陈居廊（字天弼）读经史，兼习医学。嘉庆六年（1801）涉足仕途，最初到直隶保阳（今保定市）供职。历任河北省磁县、枣强县和威县知县、同知。嘉庆二十二年（1817）又升任直隶州知州，次年代理正定府知府。陈氏在涉足仕途的十几载光景里，以张仲景为榜样，究心民瘼，政绩显著，且念念不忘济世救人，亦官亦医。嘉庆二十四年（1819），陈修园因年老告归，时年66岁。归闽后，致力于医学，在福州的嵩山井上草堂，一面讲学，一面伏案著书，孜孜不倦。老骥伏枥，志在千里，终以医名流芳于后世。

陈修园的一生孜孜不倦，从事医学知识普及工作，业经肯定的著作有《南雅堂医书全集》（即《陈修园医书十六种》）。《南雅堂医书全集》是清代优秀中医药丛书之一，包括《灵素节要浅注》《金匮要略浅注》《金匮方歌括》《伤寒论浅注》《长沙方歌括》《医学实在易》《医学从众录》《女科要旨》《神农本草经读》《医学三字经》《时方妙用》《时方歌括》《景岳新方砭》《伤寒真方歌括》《伤寒医诀串解》《十药神书注解》十六种。其内容丰富，包括中医经典著作注解、基础理论、诊断学、方药学以及临床各科治疗学。其文字质朴洗炼，畅达优美，深入浅出，从博返约，切于实用。200多年来流传广泛，影响深远，是中医自学与教学的重要书籍。

《医学三字经》为中医四小经典之一。由博返约，朗朗上口，易学易记，发后学之蒙，得而会喜曰"医学实在易"。医之为道，至深至浅，至难至易，雅俗共赏，他的著作近200年来一直对广大读者拥有惊人的吸引力并受到经久不衰的好评。关于陈氏这些中医普及性读物的作用，国医大师邓铁涛教授曾指出：新中国成立前私立中医学校入学人数不多，可是读陈修园书而当医生的甚多。我国当代的一些著名老中医，有不少就是由读陈修园的书开始学医的。由此可见，陈氏著作的作用与影响是多么深远。

《陈修园医学丛书》具有以下特点：

（1）书目选定严谨：陈修园医著深入浅出，简明实用，故问世后风行海内，翻刻重印不断。书商见陈氏之书如此畅销，便将许多非陈氏所著之书也夹杂其中以牟利，冠名"陈修园医书××种"刊行。当时书坊流行的就有十六种、二十三种、三十二种、四十八种、六十种、七十种、七十二种等。《陈修园医学丛书》选录的十六种，都是经考证甄别，为医学界公认的陈修园医著。其他如《医医偶录》一书，虽《珍本医书集成》和《长乐县志》已作为陈氏之书收录或著录，但《陈修园医学丛书》校注者考其内容与江涵暾之《笔花医镜》大同，故本着"宁缺勿滥"的原则，未予收录。

（2）校勘底本较好：陈修园的医学著述，其刊刻印行的版本之多，在中国医学史上，堪称首屈一指。与以往出版的校点本相比，《陈修园医学丛书》注重对底本的选择。如《医学三字经》所选的清嘉庆九年（1804）南雅堂藏板本，《金匮要略浅注》所选的清道光十年（1830）刻本，《金匮方歌括》所选的清道光十六年（1836）南雅堂藏板本，《女科要旨》所选的清道光二十一年（1841）刻本，《医学实在易》所选的清道光二十四年（1844）刻本，以及《灵素节要浅注》所选的清同治四年（1865）南雅堂刻本，都是陈修园医著中较早和较好的版本。

（3）出注少而精：陈修园医书行文流畅，文字简明，故《陈修园医学丛书》在注释时遵循少而精的原则。如对《伤寒医诀串解》卷三"盖少阳之气游行三焦，因胁下之阻隔，合上节之治节不行"一句中"上节"注为"应是上焦，指肺"；对《时方妙用》卷一"因风以害，即释氏所谓业风一吹金石乌有是也"句中的"业风"注为"佛家语，指不正之风"，皆为简洁明了之注。

在《陈修园医学丛书》出版之际，我们由衷感谢中国中医药出版社为传播中医药优秀著作所作出的不懈努力，期待有更多更好的中医药作品出版，让世界了解中医，国人信仰中医，学子热爱中医。

《陈修园医学丛书》编委会
2016 年 4 月

校注说明

《长沙方歌括》，约成书于清嘉庆十三年（1808）。全书共分6卷，歌括112首。本书以方名为纲，每首汤方之下，先摘引《伤寒论》原文，揭示该方主治病证，继之为组成药物、剂量及煎煮服用方法。接着用诗歌形式表达这些内容，颇具概括性，简明扼要，便于记诵和应用。最后加以按语，主要是对方义的阐析，使读者能加深理解。

该书自问世以来，代有翻刻，讹误较多，今取善本校注，具体处理方法如下：

一、本次校注，以清光绪十八年（1892）上海图书集成印书局本为底本，以清光绪三十四年仲夏（1908）上海章福记石印本为主校本，并参考清嘉庆十三年（1808）天禄阁刻本进行校勘。

二、底本中确系明显之错字、俗字，或笔划小误者，均予以径改，不出校记。如系底本错讹脱衍，需辨明者，则据校本改正或增删，并出校注明。

三、底本与校本不一，而文义均通者，不出校，悉从底本；难予以肯定何者为是者，原文不动，出校注明。

四、底本与校本有异，属底本讹误，均予以校补，出注说明。

五、陈氏诠释经典著作，引用原文常系摘引，凡此情况，不增补，不出校；陈氏引录他书文句常有删节，或缩写改动，凡不失原意者，均置之不论，以保持原貌。

六、底本目录与正文内容有异者，互相增补，出校说明。

七、凡属生僻字、词，加注音及注释。

八、凡属通假字，原文不动，首见出注说明。

九、由于版式更改，原方位词，如"左"、"右"等一律改作"下"、"上"，不出注。

十、凡属书名、篇名，一律加书名号，不出注。

十一、原书各卷前有"闽长乐陈念祖修园著，长男蔚古愚拟注，次男元犀灵石参订，孙男心典、心兰同校字"，一并删去，不出注。

小　引

　　汉《艺文志》云：《汤液经》出于商伊尹。皇甫谧谓：仲景论伊尹《汤液》为十数卷。可知《伤寒论》《金匮要略》诸方，除崔氏八味肾气丸、侯氏黑散外，皆伊尹之遗方也。伊尹因《内经》止有十二方，详于针灸而略于药，遂宗神农经旨，专以汤液治病，补《内经》所未及。长沙得其真传，可谓大而化，化而不可知矣。然余读《鲁论》"能近取譬"二句，想见长沙当日必非泛泛而求，大抵入手功夫，即以伊圣之方为据。有此病必用此方，用此方必用此药，其义精，其法严，毫厘千里之判，无一不了然于心，而后从心变化而不穷。论中桂枝证、麻黄证、柴胡证、承气证等，以方名证，明明提出大眼目，读者弗悟也。然而可以谓之方者，非圣人不能作，非明者不能述。其药品，察五运六气而取其专长；其分两，因生克制化而神其妙用。宜汤、宜散、宜丸，一剂分为三服、两服、顿服、停后服、温服、少冷服，少少咽之，服后啜粥、不啜粥、多饮水、暖水之类，而且久煮、微煮、分合煮、去滓再煮、渍取清汁，或用水、或用酒，及浆水、潦水、甘澜水、麻沸水之不同，宋元后诸书多略之，而不知古圣人之心法在此。余同周镜园饮中畅明其义，归而乘兴韵之。其诗为药证、分两、煮法、服法等所限，弗能工也。戊辰岁，余服阕①，复到保阳供职，公余取《伤寒论》原文重加注疏。书成，附此六卷于后，命男蔚按方而细注之，俾读《伤寒论》者，于人略我详处，得一捷便之法云。

　　　　　　　　　　　　　　　　修园陈念祖并题

① 服阕：旧时父母死后子女须守丧三年，期满除服，称为"服阕"。

目　　录

卷　首

医病顺其自然说

病人之吉凶祸福，寄之于医，医者之任重。然权不操诸医，而操诸用医之人，何也？人有大病，庸医束手无策，始求救于名医。名医入门诊毕，告以病从何来，当从何去；得那一类药而增剧者何故，得那一类药除去那一病，而此外未能尽除者何故；病势虽觉稍愈，逾一二日仍作，或逾一二日而更甚于前者又何故。一一为病家说明，定其如此救误，如此温清攻补，如此按法立方，服药后必见出何证，又见出何证则向愈，预断其愈于何日何时，病家能一一信其言而不疑。且架中不藏《本草备要》《医方集解》《万病回春》《本草纲目》《东医宝鉴》《冯氏锦囊》《赤水玄珠》《薛氏医案》《景岳全书》《石室秘录》《辨证奇闻》《临证指南》之类，又无强不知以为知之亲友与依阿两可素称果子药之先生，朱紫①不乱，则名医得以尽其所长。伤寒卒病，二三日可愈，最迟亦不出十八日之外；风

---

① 朱紫：喻邪正真伪。朱为正色，紫为杂色。

瘰臌膈，一月可愈，最迟亦不出三月之外。否则病家疑信参半，时医犹可勉强从事，俟其病气衰而自愈，若以名医自命者，断不可肩此重任，反致取怨败名。余因热肠而备尝其苦，凡我同志，可以鉴此前车。今之方技家，恃在口给，见有同我者引之，互相标榜，逊我者亦不却之，临深为高。至于穷《本草经》，读《灵》、《素》，法仲景，其立论为耳所未闻，其治效又目所仅见，遂谦让曰：我不能如此之神，亦不能如此之偏以取胜也。若辈造此"偏"之一字，任令法高一丈，其奈魔高十丈。且谓古书不可以今用，即于多读书处谓其偏，起死证而生之，即以出入冒险目其偏，以致病家先入为主，广集不偏之医，历试罔效，不得已始延为破釜沉舟之计，究竟终疑其偏。麻、桂、硝、黄，则曰汗下之太过也；姜、附、芩、连，则曰寒热之太峻也；建中、理中、陷胸、十枣，则曰补泻之不留余地也；滋水之地黄，补元之人参，用应多而反少；日食之枣子，至贱之甘草，用应少而反多。此等似是而非之言，更甚于恣肆不伦于理之言。知几者正可以拂衣而去，乃犹曰病尚可为，不忍恝然而舍之。此虽活人无已之心，而疑事无功，未能活人，且以误人。盖药之所以流行于经络脏腑，内外无有不到者，气为之也。气不自到，心气主之，胆气壮之也。彼既疑我为偏，一见我之用药，又出于意想之外，则心气乱。《内经》云：心者，君主之官也，神明出焉。又云：主

不明，则十二官危是也。不独心气乱，而且胆气亦因
之而怯。《内经》云：胆者中正之官，决断出焉。又
云：十二经皆取决于胆是也。药乃草根树皮及一切金
石之钝物，原藉人之真气以流行，今心气乱而妄行，
胆气怯而不行。如芩、连入口，其寒性随其所想而行，
旋而皮毛鼓栗，而寒状作矣；姜、附入口，其热性随
其所想而行，旋而心烦面赤，而热状作矣。凡此之类，
不过言其大略，不必淋漓痛切而再言之。其中之所以
然者，命也，我亦顺其自然而已矣，又何必多事为。
凡我同志者，能以余为前车之鉴，则道愈彰，而活人
愈众。

征 引 三 条

一

《伤寒论·平脉法》第十三节，问曰：脉有灾怪，
何谓也？师曰：假令人病，脉得太阳，与形证相应，
因为作汤，比还送汤如食顷，病人乃大吐，下利，腹
中痛。师曰：我前来不见此证，今乃变异，是名灾怪。
问曰：何缘得此吐利？答曰：或有旧时服药，今乃发
作，故为灾怪耳。程郊倩注曰：望问固医家之事，亦
须病家毫无隐讳，方能尽医家之长。因复出此条，为
病家服药瞒医之戒，灾因自作，而反怪及医，故曰灾
怪。然更有怪灾病，不可不知。得仲景法，处仲景方，

病家大怪，以示诸医，益摇脑吐舌而大怪。乃从其不怪者治之，轻者剧，重者死，而灾及其身，终不解其病谓何病。此病近日竟成疫，沿门渐染，仲景却未言及。想仲景时只有灾怪病，尚无怪灾病耳。一噱！

　　按程郊倩谓怪灾病，孽不在庸医之好造谣言，而在病家之贵耳贱目。执俗本之本草，查对名医之处方，执俗本之套语，贬驳名医之治法，以致名医叹息而不与辩，决然而去，岂非灾由自取耶？忆戊辰春，李太守名符清，患气短病，余主以桂苓术甘汤与肾气丸间服，许以半月必效。旋有所闻，惊怪而阻。另延津门陶老医，服葶苈、杏仁、枇杷叶、木通之类，二十余剂，胀肿癃闭而逝。候补知县叶名钧，偶患咳嗽，微发热，小便不利，余曰小青龙汤一服可效。渠怪而不服，另延姑苏叶天士之族侄诊之。说水不制火，火气刑金，日以地黄两许，麦冬、阿胶、枇杷叶、贝母之类为佐。二十余日后，与余相遇于北关官廨，自言咳嗽已愈，惟早起气觉短促，余无他病。余察其面部皮里膜外伏青黯之色，环口尤甚，按其脉数而弦芤，重按之散而无神。遂直告之曰：此群阴用事，阳光欲熄之候，宜抛去前药，以白术、附子浓煎，调生姜自然汁半杯，六七服，尚可急救。叶公以余言太激而不答。是晚，自觉倦怠异常，前医仍用熟地一两，党参五钱，枸杞、麦冬、阿胶各三钱，杜仲、酒芍、当归各二钱，炙甘草一钱，服之，次早神昏不语，痰涎如涌。渠胞弟惊告，余曰：前言一线残阳，扶之尚恐不及，况以熟地等助其阴霾之气乎？今阴霾之气，上弥天际，痰涎涌盛，状如中风。盖以肝为风木之脏，人当东方生气将脱之顷，往往外呈此象，其实与中风无异也。诊其脉，弦数散乱，三五不调，余直辞不治，次日未刻果殁。庚午秋七月，前任天津尹丁名攀龙，过余旅寓，见其面上皮里鳌黑，环唇更甚，卧蚕微肿，鼻上带些青色。余直告之曰：君有水饮之病根，挟肝气而横行无忌。此时急疗可愈，若迟至二十日，病一发作，恐医日多，方日杂，总不外气血痰郁四字，定出搔不着痒之套方，即有谈及水饮，缓治以六君、二陈加减，峻治以滚痰、黑锡专方，此敷衍题面，而题理、题神则尽错矣。以药试病，试穷则变计，虽卢扁莫何！丁君心怪言之过激，弗听。至七月下旬病作，中秋后渐重。九月下旬邀诊，余告之曰：向者所陈之弊，今一一蹈之。前说明病发后毋庸用药，非自今推诿。然无中生有之治法，惟《金匮·咳嗽篇》用十枣汤。云：咳家其脉弦者，有水，此主之。又云：支饮家咳烦胸中痛者，不卒死，至一百日或一岁，亦宜用此汤。推病根成于旧岁冬初，未及一岁，且病发止六十余日，尚在百日之内，喻嘉言《医门法律·咳嗽续论篇》言之甚详，俟有识有胆者用之。而余则不能。坐中有一老医力争不可，余姑拟龙、牡、甘、苓行水化气等药而去，遂不复延。嗣余奉委到高阳办理赈务，闻渠延医满座，日以熟地、枇杷叶、炮姜、附子、肉桂、人参，服之不断，渐至大喘，肿胀吐血，大衄，耳目俱出血，小水全无而殁。此皆怪灾病之新案。

二

张隐庵曰：顺治辛卯岁，予年四十有二。八月中，生一胃脘痈，在鸠尾斜下右寸许，微肿不红，按之不痛，隐隐然如一鸡卵在内。姚继元先生视之曰：此胃脘痈也，一名捧心痈，速宜解散，否则有性命之忧。与一大张膏药，上加末药二三钱。午间烘贴，至暮手足苏软，渐至身不能转侧，仰卧于书斋，心烦意乱，屏去家人。至初更时，痛上起一毒气，从左乳下至肋下胁，入于左肾，入时如烧针刺入，眼中一阵火光，大如车轮；神气昏晕，痛楚难言。火光渐摇漾而散，神昏始苏。过半时许，其气复起，其行如旧，痛楚如前。如此者三四次。予思之，此戊与癸合也。然腑邪入脏，自分必死，妄想此毒气不从胁下入肾，得从中而入于肠胃，则生矣。如此静而行之，初次不从，二次即随想而仍从于左乳下入于肠中，腹中大鸣，无从前之痛楚矣。随起随想，因悟修养之道，气随想而运用者也。运气法大能起鼓膈之证，劳怯咳嗽亦妙。至天明大泄数次，胸膈宽疏。继元先生复视之曰：毒已散解，无妨事矣。至次年中秋复发，仍用膏药、末药，毫无前番之状，而肿亦不消。予因想运气之妙，经行坐卧，以手按摩，意想此毒气仍归肠胃而出，如此十余日而散。

按读此案，知病家不能深信，断断不可勉强相从。且不必言及治当何法，应用何方，恐后到之医，矫吾言而走入错路，又恐其从吾言而还致生疑，不如三缄其口之为得。

三

喻嘉言《寓意草》云：王岵翁深知医理，投剂咸中肯綮，所以长年久世。然苦耳鸣，不乐对客。其左右侍从，谁能究心医药之事。前病获安，意以为人参之力，而卸祸者反得居功，谓其意中原欲用参，但不敢专主，姑进余商榷，以示详慎耳。于是善后之宜，一以诿之，曾不顾夫一误再误也。前所患虚风症，余用甘寒药二剂稍效，俄焉更医而致危，不得已又召余视之。虽用旋覆代赭二剂回天，然前此虚风本症，尚无暇于驱除。而主家及医，其时方竞夸人参之力，谓调理更宜倍用，无俟参酌。独不思虚风酝酿日深，他日再求良治，不能及矣。余向为岵翁视病，言无不听，独患此大病，竟不乐与交谈，且日来喜食羊肉、河豚以召风，然亦不自由也。盖风煽胃中，如转丸之捷，食入易消，不得不借资于厚味，而不知胃中元气久从暗耗，设虚风止熄，即清薄之味尚不易化，况于肥甘乎？今之医家，全不究病前病后消息，明语以虚风之证，竟不知虚风为何物，奈何言医耶！奈何言调摄耶！彼时余适有浙游，旋日复得重恙，召诊时语余云：一病几危，今幸稍可，但彻夜撰改本章不辍，神乱奈何？余对曰：胃风久炽，津液干槁，真火内燔。宜用知母一两，人参、甘草各一钱，日进二剂自安。众议方中用参太少，且无补药佐之，全无取义，竟置不用。连进参、术大剂不效，越三日，剂中人参竟加一两，服后顷刻，气高不返而逝。

按读此案，以自知医理与平时心服之人，忽为时医蛊惑，侍从尼阻，竟至不能用而死。可知命之所定，非人力所能主也。嘉言既尽其道，可告无罪于王岵翁，而人言不足恤也。余因之有感焉。天下事，事后易为智，大病一愈，邀功者议补议温，纷纷不一，以致既愈之后，仍留遗患者有之，垂成忽败者有之。夫大病自我愈之，而善后之计不复一商者，其故有二：一以胜任有人也，一以酬谢可免也。偷薄之风，适以殒命。堪发一叹！

考 二 章

钱天来云：汉之一两，即今之二钱七分也；一升，即今之二合半也。汪苓友云：古云铢者，六铢为一分，即二钱半，二十四铢为一两也。云一升者，即今之大白盏也。古方全料谓之一剂，三分之一谓之一服。凡用古方，先照原剂，按今之码子折实若干重。古方载三服者，只取三分之一，遵法煎服；载两服者，宜分两次服之；顿服者，取一剂而尽服之。只要按今之码子折之。至大枣、乌梅之类，仍照古方枚数，以码子有古今之不同，而果枚古今无异也。

程扶生云：古以二十四铢为一两，一两分为四分去声，六铢为一分，计二钱五分。则所谓十八铢者，盖三分之重，古之七钱半也。然以古今量度及秬黍考之，以一千二百黍之重，实于黄钟之龠①，得古之半两，今之三钱也。合两龠为合，得古之一两，今之六钱也。十铢为一千黍之重，今之二钱半也。一铢为百黍之重，今之二分半也。或又谓古今量度，惟汉最小，汉之一两，惟有今之三钱半强。故《千金》《本草》以古三两为今一两，古三升为今一升。然世有古今，时有冬春，地有南北，人有强弱，大约古用一两，今用一钱足矣。宜活法通变，不必胶柱而鼓瑟，则为善法仲景者矣。

愚按诸说颇有异同。大抵古之一两，今折为三钱。不泥于古，而亦不离于古也。

---

① 龠（yuè）：古量名，升的百分之一。

劝 读 十 则

一、凡积重难返之势，骤夺其所好，世必惊疑。今且浅而商之，明药性始于《神农本经》，论病情始于《灵枢》《素问》，以药治病始于伊尹《汤液》。迨汉仲师出，集伊圣及上古相传之经方，著《伤寒论》及《金匮玉函经》二书。《外台》谓：又有《小品》一书，今失传方。诸举业家与四子书无异，而犹有疑之者，岂四子之书亦不可读乎？则以读仲师书，为第一劝。

一、仲师书文义古奥难读，即刘、张、朱、李四家。明时以张长沙与刘河间、李东垣、朱丹溪为四家。此李士材之误也。张石顽云：张是张子和。当知相沿之误。虽尊仲圣之名，鲜有发挥。更有庸妄者，颠倒是非，谓仲师专工于伤寒。其桂枝、麻黄只行于西北，宜于冬月，以芎、苏、羌、独、荆、防等剂为感冒切用之品，以补中、归脾、八珍、六味等方杂病平稳之方。百病不究根由，只以多热为阴虚，多寒为阳虚，自夸为挈领提纲之道。究竟伪术相师，能愈一大病否？夜气犹存，举生平所治之证平心自问，当亦知所变计也。则以知过必改，为第二劝。

一、经方效如桴鼓，非若后世以地黄补阴，以人参补阳，以香、砂调气，以归、芎调血，笼统浮泛，待病气衰而自愈也。《内经》云：一剂知，二剂已。又云：覆杯而卧。《伤寒论》云：一服愈，不必尽剂。可知古人用药，除宿病痼病外，其效只在半剂、一二剂之间。后世如《薛立斋医案》云：服三十余剂及百剂效。李士材云：备参五斤，期于三月奏效。此岂果服药之效哉？乃病气衰而自愈，若辈贪天之功而为己力也。余阅其案，深悯病人之困于药甚于桎梏也。则以经方之疗效神速，为第三劝。

一、《伤寒论》一百一十三方，以存津液三字为主。试看桂枝汤和平解肌，无一非养液之品。即麻黄汤轻清走表，不加姜之辛热、枣之甘壅，从外治外，不伤营气，亦是养液之意。故统制一剂，分为三服，不必尽剂可愈，愈后亦无他病。近医芎、苏、羌、独、荆、防、苍、芷苦燥辛烈，大伤阴气。最陋是吾闽习气，谓二陈汤为发汗平稳之剂。方中如陈皮之耗气，半夏之耗液，性涩。如血出不止，以此药生捣敷之即止。止血即止汗之验。茯苓渗利太早，致邪陷入少阴。皆所以涸其汗源。此二字，余切究十年方悟。留邪生热，以致变成烦躁大渴、谵语神昏等证，所谓庸医误人者此也。至于《金匮》一百四十三方，大旨是调以甘药四字。后世之四君子汤、补中益气汤及四物、八珍、十全、归脾、逍遥等剂，颇得甘调之义，而偏驳不驯，板实不灵，又不可不知。则明经方之有利无害，为第四劝。

一、仲师为医中之圣人，非至愚孰敢侮圣？所疑者其方也。方中无见证治证之品，且铢、两、升、斗，畏其大剂，不敢轻试。不知本草乱于宋元诸家，而极于明之李时珍。能读《本经》洞达药性者，自知其三四味中，备极神妙。况古人升斗权衡，三代至汉，较之今日，仅十之三。每剂分三服，一服亦不过七八钱与两零而已，较之时方重者乃更轻。今以古今之码子折算，又为之浅浅解释。俾知经方道本中庸，人与知能，为第五劝。

一、先入为主，人之通患也。桂枝汤、小柴胡汤，无论伤寒杂病，阳经阴经，凡营卫不和者，得桂枝而如神；邪气不能从枢而外转者，得柴胡而如神。今人惑于《活人》春夏忌桂之说，又惑于前医邪在太阳，误用柴胡反致引入少阳之说，及李时珍虚人不可多用，张景岳制五柴饮列于《散阵》，遂致应用不用，误人无算。而不知二药，神农列之上品，久服可以却病延年。今之信各家而不信神农，诚可怪也。闽医习见余用桂枝汤，万无一失。此数年来，自三钱亦用至八九钱而效者，咸知颂予创始之德。至于柴胡，不过四钱而止，而浙省、江苏每用必以鳖血拌蒸，最多不过二钱，皆先入之说误之也。不知长沙方柴胡用至八两，取其性醇，不妨多服，功缓必须重用也。《本经崇原》云：柴胡出于银州者佳。今肆中另有一种银柴胡，不知何草之根，害人不浅！推之细辛、五味，用不过一钱，大枣不过二枚，生姜不过二片，种种陋习，皆违经旨。

吾愿同事者，先迸去市中狗人恶习，而以愈达愈上，为第六劝。

一、起死回生，医之道也。如医家束手，病家待毙，察其为杂法所误，先与病家说明，璧其方资，愈不受谢。照仲师法，四逆、白通以回阳，承气、白虎以存阴。助其枢转，运其针机；脏腑调和，统归胃气；危急拯救，不靠人参。此一句，为病家之脑后下一针也。经方无用参为救急法，惟霍乱有理中丸、汤方。然汗、厥、脉微欲绝，以通脉四逆加猪胆汤为主，又无取乎人参。第不可与读《薛氏》、《景岳》等书人说也。力肩其任，亦可救十中二三。余自临证三十余年，知经方之权夺造化，为第七劝。

一、经方愈读愈有味，愈用愈神奇。凡日间临证立方，至晚间一一于经方查对，必别有神悟。则以温故知新，为第八劝。

一、医门之仲师，即儒宗之宣圣。凡有阐扬圣训者则遵之，其悖者则贬之。障川东流，功在吾辈。如四家中，刘河间书虽偏苦寒，尚有见道之言；朱丹溪虽未究源头，却无支离之处；张子和瑕瑜参半；最下是李东垣，树论以脾胃为主，立方以补中为先，徇其名而亡其实，燥烈劫阴，毫无法度。尝考医论中载其人富而好名，巧行其术，邪说流传，至今不熄，正与仲师"养津液"及"调以甘药"之法相反，不可不知。至于李时珍、王宇泰之杂，李士材之浅，薛立斋之庸，赵养葵之妄，张景岳、陈远公、冯楚瞻之浮夸影响，不使一字寓目，方可入于精微之奥。坊刻汪讱庵等本，虽云耳食，却有二三道得著处，但于仲师方末，杂引陶节庵诸辈臆说，不无朱紫之乱。入门时始参其说，终为乡愿矣。则以专一不杂，为第九劝。

一、亚圣有云：予岂好辩哉！不得已也。今医学各成门户，所藉乎明先圣之功，溯委穷源，不绝于口，则陷溺未久及颖慧过人者，自必悔而就学，道不孤矣。若言之过激，则怨而生谤；位置过高，则畏而思避。踽踽独行，济人有几？凡我同人，务宜推诚相与。诚能动物，俾此道日益昌明。则以有言无隐，和气可亲，为第十劝。

卷　一

太　阳　方

桂枝汤

治自汗恶风，头疼体痛，发热，脉浮缓，名曰中风。方下所言证治，照仲景《内台》方原文。建安许宏《集议》与《伤寒论》详略不同，后仿此。

桂枝三两，去皮。桂枝止取梢尖嫩枝，内外如一。若有皮骨者去之，非去枝上之皮也。后仿此　芍药三两　甘草二两，炙　生姜三两，切　大枣十二枚，擘

上五味，㕮咀，以水七升，微火煮取三升，去滓。适寒温，服一升。服已须臾，啜热稀粥一升余，以助药力。温覆令一时许，遍身漐漐微似有汗者佳，不可令如水流漓，病必不除。若一服汗出病瘥，停后服，不必尽剂。若不汗，更服，依前法。又不汗，后服小促其间，半日许令三服尽。若病重者，一日一夜服，周时观之。服一剂尽，病症犹在者，更作服。若汗不出，乃服至二三剂。禁生冷、黏滑、肉、面、五辛、酒酪、臭恶等物。

歌曰：

项强头痛汗憎风，桂芍生姜三两同，

枣十二枚甘二两，解肌还藉粥之功。

蔚按：桂枝辛温阳也，芍药苦平阴也。桂枝又得生姜之辛，同气相求，可恃之以调周身之阳气；芍药而得大枣、甘草之甘，苦甘合化，可恃之以滋周身之阴液。师取大补阴阳之品，养其汗源，为胜邪之本。又啜粥以助之，取水谷之津以为汗，汗后毫不受伤。所谓立身于不败之地，以图万全也。

桂枝加葛根汤

治太阳病项背强几几，反汗出恶风者。

桂枝三两，去皮　芍药三两　甘草二两，炙　生姜三两，切　大枣十二枚，擘　葛根四两

上六味，呚咀。以水一斗煮葛根，减二升，去上沫，纳诸药，煮取三升。温服一升，覆取微似汗。不须啜粥。余如桂枝将息及禁忌法。

歌曰：

葛根四两走经输，太阳之经输在背。项背几几反汗濡，邪之中人，始于皮肤，次及肌络，次及经输。邪在经输，则经输实而皮毛虚。故反汗出而恶风。

只取桂枝汤一料，加来此味妙相须。一本，芍药减去一两。

张令韶曰：桂枝汤解肌，加葛根以宣通经络之气。盖葛根入土最深，其藤延蔓似络，故能同桂枝直入肌络之内，而外达于肤表也。

桂枝加附子汤

治太阳发汗，遂漏不止，其人恶风，小便难，四肢微急，难以屈伸者。

桂枝汤原方加附子一枚，炮去皮，破八片。

上六味，㕮咀。以水七升，煮取三升，去渣。温服一升。

歌曰：

汗因过发漏漫漫，肢急常愁伸屈难，

尚有尿难风又恶，桂枝加附一枚安。

男元犀按：太阳之脏即是少阴。太阳病本宜发汗，发之太过而为漏不止，必用附子以固之。重至肢厥，必用四逆辈以救之。若恶风、小便难，四肢微急，难以屈伸者，皆汗出过多脱液。尚喜肾中之真阳未亡，只用附子大补少阴之气，得桂枝汤为太阳之专药，令阴交于阳则漏止，漏止则液不外脱，而诸证俱除矣。

桂枝去芍药汤

治太阳病下之后，脉促胸满者。

桂枝汤原方去芍药。

上四味，以水七升，煮取三升。温服一升。

桂枝去芍药加附子汤

治同前。更加微寒者。

即前方加附子一枚，炮去皮，破八片。

上五味，㕮咀。以水七升，煮取三升，去滓。温服一升。恶寒止，停后服。

歌曰：

桂枝去芍义何居？胸满阴弥要急除，

若见恶寒阳不振，更加附子一枚具。

蔚按：《伤寒论》大旨，以得阳则生。上节言汗之遂漏，虑其亡阳，此节言下后脉促胸满，亦恐亡阳。盖太阳之气，由至阴而上于胸膈，今因下后而伤胸膈之阳，斯下焦浊阴之气僭居阳位而为满，脉亦数中一止而为促。治宜急散阴霾。于桂枝汤去芍药者，恐其留恋阴邪也。若见恶寒，为阳虚已极，徒抑其阴无益，必加熟附以壮其阳，方能有济。喻嘉言、程扶生之解俱误。

桂枝麻黄各半汤

治太阳病得之八九日，过经如疟状，与往来寒热不同，故曰如疟。发热恶寒，现出太阳经真面目。热多寒少，太阳以阳为主，热多是主胜客负，为将解之兆。其人不呕，邪不转属少阴。清便自可，邪不转属阳明。一日二三度发。疟之寒热有定候，此则或二或三，无定候也。太阳之阳气有权，则邪气有不能自容之象。脉微缓者，微则邪衰，缓则正复。为欲愈也；自起句至此为一节，言邪轻欲自解不药可愈也。脉微上节以微与缓对举，此节但云微而不云缓者，以邪衰而正亦衰也。**而恶寒者**，上节以发热恶寒对举，此节但云恶寒不云发热，便是大眼目处。且热多寒少为主胜客负之兆，若寒多热少即为客胜主负之兆，况但寒无热之证乎？**此阴阳俱虚**，阴阳认作气血则误甚。要知太阳以阳为主，今脉微即露出少阴之沉细象，恶寒即露出少阴之厥冷及背恶寒象，不独太阳虚，即少阴亦虚也。阴阳指太少言最切。**不可更发汗、更吐、更下也**；自脉微至此句为一节。提出"虚"字，便可悟芍药甘草附子汤之法，又可悟四逆汤及附子汤之法矣。师不出方，即引而不发之道。**面色反有热色者**，"反"字是大眼目。言脉微恶寒，面色不宜有热色，今反见热色者，以其人阴阳虽曰俱虚，而阳气尚能鼓郁热之气而见于面色。**未欲解也**，"欲"字可味。太阳以阳为主，犹幸阳气未败，尚能鼓过经之邪见于面色，独恨阳气已虚，不能遂其所欲，合作小汗而解。**以其不得小汗出，身必痒**。申上未欲解意。辨面色之热，兼征之周身作痒。**宜桂枝麻黄各半汤**。邪欲出而不能自出，故藉此方以助之。自面有热色至此，又是一节。通章以"太阳病得之八九日"一句为主，言过经之病也。下分三节，节节相承，一层剥起一层。自有注《伤寒论》以来，千百余年无有一人道及，今特详注之。

桂枝一两十六铢　芍药一两　生姜一两　甘草一两，炙　麻黄一两，去节　大枣四枚　杏仁二十四枚，汤浸，宜去皮尖及两仁者。后仿此

上七味，以水五升，先煮麻黄一二沸，去上沫。纳诸药，煮取一升八合，去渣。温服六合。

歌曰：

桂枝一两十六铢，甘芍姜麻一两符，

杏廿四枚枣四粒，面呈热色痒均驱。

蔚按：《内台》载此方即桂枝汤原方分两，加麻黄二两、杏仁七十个，白水煎服，取微汗。许宏《方议》云：桂枝汤治表虚，麻黄汤治表实，二者均曰解表，霄壤之异也。今此二方合而用之，乃解其表不虚不实者也。

桂枝二麻黄一汤

治太阳形如疟，日再发，汗出必解。

桂枝一两十七铢　　芍药一两六铢　　麻黄十六铢　　生姜一两六铢　　杏仁十六个　　甘草一两二铢　　大枣五枚

上七味，以水五升，先煮麻黄一二沸，去上沫。纳诸药，煮取二升，去滓。温服一升，日再。

歌曰：

一两六铢芍与姜，麻铢十六杏同行，

桂枝一两铢十七，草两二铢五枣匡。

蔚按：服桂枝汤，宜令微似汗。若大汗出、脉洪大，为汗之太骤，表解而肌未解也。仍宜与桂枝汤，以啜粥法助之。若形似疟，日再发者，是肌邪、表邪俱未净，宜桂枝二以解肌邪，麻黄一以解表邪。

卷 二

太 阳 方

白虎加人参汤

治发汗后热不退，大烦渴饮水者。

知母六两　石膏一斤，碎，绵裹　甘草二两，炙　粳米六合　人参三两

上五味，以水一斗，煮米熟汤成，去滓。温服一升，日三服。

歌曰：

服桂渴烦大汗倾，液亡肌腠涸阳明，

膏斤知六参三两，二草六粳米熟成。

蔚按：上节言服桂枝大汗出而邪反不能净，宜仍服桂枝以发汗之，或桂枝二麻黄一汤合肌表而并汗，皆所以竭其余邪也。此节言大汗出外邪已解，而汗多亡阳明之津液。胃络上通于心故大烦，阳明为燥土故大渴，阳气盛故脉洪大。主以石膏之寒以清肺，知母之苦以滋水，甘草粳米之甘、人参之补，取气寒补水以制火，味甘补土而生金，金者水之源也。

桂枝二越婢一汤

治太阳病发热恶寒，热多寒少，脉微弱者，此无阳也，不可发汗，此汤主之。

桂枝十八铢　芍药十八铢　麻黄十八铢　甘草十八铢大枣四枚　生姜一两二铢　石膏二十四铢

上七味，㕮咀。以水五升，煮麻黄一二沸，去上沫。纳诸药，煎取二升，去滓。温服一升。本方当裁为越婢汤、桂枝汤合饮一升。今合为一方，桂枝二越婢一。

歌曰：

桂芍麻甘十八铢，生姜一两二铢俱，

膏铢廿四四枚枣，要识无阳旨各殊。

论中"无阳"二字，言阳气陷于阴中，既无表阳之证，不可发其表汗，故用越婢汤。方中石膏质重而沉滞，同麻黄之勇，直入于里阴之中，还同桂枝汤复出于肌表而愈。

蔚按：本方分量甚轻，大抵为邪气轻浅者设也。太阳以阳为主，所云热多寒少，是阳气欲胜阴邪之兆；所云脉微弱，是指脉不紧盛；所云无阳不可发汗，是指此证此脉。无阳邪之太盛，不可用麻黄汤发其汗，只用此汤清疏营卫，令得似汗而解也。书中"阴阳"二字，有指气血而言，有指元阴元阳而言，有指脏腑而言，有指表里而言，有指寒热而言，有指邪正而言。

非细心如发者，每致误解，即高明如程扶生辈，亦以"无阳"二字认为阳气虚少。甚矣！读书之难也。

桂枝去桂加茯苓白术汤

治服桂枝汤，或下之，仍头项强痛，翕翕发热无汗，心下满微痛，小便不利者。

芍药三两　甘草二两，炙　生姜三两，茯苓三两白术三两　大枣十二枚

上六味，以水八升，煮取三升，去滓。温服一升。小便利则愈。

歌曰：

术芍苓姜三两均，枣须十二效堪珍，

炙甘二两中输化，水利邪除立法新。

蔚按：上节言太阳之气内陷于脾而不能外达，此节言太阳之气内陷于脾而不能转输也。用桂枝汤后，而头痛、项强、翕翕发热、无汗之证仍在，其病机在于"无汗"二字。知桂枝汤之不能丝丝入扣也，或者悔桂枝汤之误而下之，无如表证悉俱，转因误下而陷于脾，以致心下满微痛，小便不利，其病机在于"小便不利"四字。桂枝之长于解肌，不长于利水。服五苓散多饮暖水以出汗，师有明训。知桂枝之不可不去也。太阳之气陷于中土，心下为脾之部位，故满而微痛；脾不能转输其津液，故小便不利。今用桂枝汤去桂而加白术、茯苓，则转输灵而小便自利，小便利而

太阳之气达于内外，而内外之邪俱净矣。

又按：经方分两轻重，变化难言。有方中以分两最重为君者，如小柴胡汤，柴胡八两，余药各三两之类是也；有方中数味平用者，如桂枝汤，芍、桂、生姜各三两，而以桂枝为君是也；有一方各味等分者，如猪苓汤，各味俱一两，而以猪苓为君是也；有方中分两甚少而得力者，如甘草附子汤中，为使之桂枝四两，而所君甘草只二两是也；又如炙甘草汤中，为使之地黄一斤，而所君之炙甘草只四两是也。然此虽轻重莫测，而方中有是药而后主是名，未有去其药而仍主其名，主其名即所以主其功。如此证头项强痛、翕翕发热，为太阳桂枝证仍在，因其误治，遂变其解肌之法而为利水，水利则满减热除，而头项强痛亦愈。主方在无药之处，神乎其神矣。

甘草干姜汤

治误汗，吐逆、烦躁而厥者主之。

甘草四两　　干姜二两，炮

上㕮咀。以水三升，煮取一升五合，去渣。分温再服。

歌曰：

心烦火盛脚急热盛灼筋理须明，攻表误行厥便成，

二两炮姜甘草四，热因寒用奏功宏。

蔚按：误服桂枝汤而厥，其为热厥无疑。何以又

用甘草、干姜乎？而不知此方以甘草为主，取大甘以化姜、桂之辛热，干姜为佐，妙在炮黑，变辛为苦，合甘又能守中，以复阳也。论中干姜俱生用，而惟此一方用炮，须当切记。或问亡阳由于辛热，今干姜虽经炮带些苦味，毕竟热性尚存，其义何居？答曰：此所谓感以同气，则易入也。子能知以大辛回阳主姜、附而佐以胆、尿之妙，便知以大甘复阳主甘草而佐以干姜之神也。推之，僵蚕因风而死，取之以治中风；驴为火畜，大动风火，以伏流之阿水造胶，遂能降火而熄风，皆古圣人探造化之微也。仲景又以此汤治肺痿，更为神妙。后贤取治吐血，盖学古而大有所得也。

芍药甘草汤

治误汗伤血，厥逆脚挛急主之。

芍药四两　甘草四两，炙

上二味，㕮咀。以水三升，煮取一升半，去滓。分温再服之。

歌曰：

芍甘四两各相均，两脚拘挛病在筋，

阳旦误投热气烁，苦甘相济即时伸。

蔚按：芍药味苦，甘草味甘，苦甘合用，有人参之气味，所以大补阴血。血得补则筋有所养而舒，安有拘挛之患哉？时医不知此理，谓为戊己汤，以治腹痛，有时生熟并用，且云中和之剂，可治百病。凡病人素溏与中虚者，服之无不增剧，诚可痛恨。

调胃承气汤

治汗后恶热谵语，心烦中满，脉浮者主之。

大黄四两，去皮，酒洗　甘草二两，炙　芒硝半升

上三味，㕮咀。以水三升，煮取一升，去滓，纳芒硝，更上火微煮令沸，少少温服之。

歌曰：

调和胃气炙甘功，硝用半升地道通，

草二大黄四两足，法中之法妙无穷。

蔚按：此治病在太阳而得阳明之阳盛证也。经曰：热淫于内，治以咸寒；火淫于内，治以苦寒。君大黄之苦寒，臣芒硝之咸寒，而更佐以甘草之甘缓，硝、黄留中以泄热也。少少温服，亦取缓调之意。

次男元犀按：调胃承气汤此证用之，可救服桂枝遗热入胃之误；太阳之阳盛证用之，能泄肌热而作汗；阳明证用之，能调胃气以解微结。《内台》方自注云："脉浮者"三字，大有意义。

四逆汤

治下利清谷，三阴厥逆，恶寒，脉沉而微者，此方主之。此乃温经救阳之峻剂也。

甘草二两，炙　干姜一两半　附子一枚，生用，去皮，切八片

上三味，㕮咀，以水三升，煮取一升二合，去滓，分温再服。强人可大附子一枚，干姜三两。

歌曰：

生附一枚两半姜，草须二两少阴方，

建功姜附如良将，将将从容藉草匡。

蔚按：四逆汤为少阴正药。此证用之以招纳欲散之阳，太阳用之以温经，与桂枝汤同用以救里，太阴用之以治寒湿，少阴用之以救元阳，厥阴用之以回薄厥。

次男元犀按：生附子、干姜，彻上彻下，开辟群阴，迎阳归舍，交接十二经，为斩旗夺关之良将。而以甘草主之者，从容筹划，自有将将之能也。

葛根汤

治太阳病项背几几，无汗恶风者。又治太阳与阳明合病，必自下利，此方主之。

葛根四两　麻黄三两，去节　甘草二两，炙　芍药二两　桂枝二两　生姜三两　大枣十二枚

上七味，㕮咀，以水一斗，先煮葛根、麻黄，减二升，去上沫，纳诸药，煮取三升，去滓。温服一升，覆取微似汗，不须啜粥。余如桂枝法将息及禁忌。

歌曰：

四两葛根三两麻，枣枚十二效堪嘉，

桂甘芍二姜三两，无汗憎风项背几几太阳病下利太阳阳

明合病夸。

蔚按：第二方桂枝加葛根汤与此汤，俱治太阳经输之病。太阳之经输在背。经云：邪入于输，腰脊乃强。师于二方皆云治项背几几，几几者，小鸟羽短，欲飞不能飞，而伸颈之象也。但前方治汗出，是邪从肌腠而入输，故主桂枝；此方治无汗，是邪从肤表而入输，故主麻黄。然邪既入输，肌腠亦病，方中取桂枝汤全方加葛根、麻黄，亦肌表两解之治，与桂枝二麻黄一汤同意，而用却不同，微乎其微乎！葛根性用解见第二方。

张令韶曰：太阳与阳明合病，必自下利者，太阳主开，阳明主阖。今太阳合于阳明，不从太阳之开，而从阳明之阖，病阖反开，故必自下利。下利者，气下而不上也。葛根之性，延蔓上腾，气腾于上，利自止矣。

葛根加半夏汤

治太阳与阳明合病，不下利，但呕者，此方主之。葛根汤原方，加半夏半升，洗。煎服同前。

歌曰：

二阳太阳与阳明合病下利葛根夸，不利旋看呕逆嗟，
须取原方照分两，半夏半升洗来加。

张令韶曰：不下利但呕者，太阳之气仍欲上达而从开也。因其势而开之，故加半夏以宣通逆气。

葛根黄芩黄连汤

治太阳病桂枝证，医反下之，利遂不止。脉促者，表未解也。喘而汗出者，此汤主之。

葛根半斤　甘草二两　黄芩二两　黄连二两

上四味，以水八升，先煮葛根，减二升。纳诸药，煮取二升，去滓，分温再服。

歌曰：

二两黄芩二两甘，葛根八两论中谈，

喘而汗出脉兼促，误下风邪利不堪。

一本黄连三两。

蔚按：太阳桂枝证而反下之，邪由肌腠而内陷于中土，故下利不止。脉促与喘汗者，内陷之邪欲从肌腠外出而不能出。涌于脉道，如疾行而蹶为脉促；涌于华盖，肺主气而上喘，肺主皮毛而汗出。方主葛根，从里以达于表，从下以腾于上。辅以芩、连之苦，苦以坚之，坚毛窍而止汗，坚肠胃以止泻。又辅以甘草之甘，妙得甘苦相合，与人参同味而同功，所以辅中土而调脉道。真神方也。许宏《方议》云：此方亦能治阳明大热下利者，又能治嗜酒之人热喘者，取用不穷也。蔚按：金桂峰之女患痢，身热如焚，法在不治。余断其身热为表邪，用人参败毒散，继服此方，全愈。益信长沙方之取用不穷也。

麻黄汤

治太阳病头疼发热，身疼腰痛，骨节疼痛，恶寒无汗而喘者，此方主之。

麻黄三两，去节　桂枝二两，去皮　杏仁七十个，去皮尖　甘草一两，炙

上四味，以水九升，先煮麻黄减二升，去上沫，纳诸药，煮取二升半，去滓。温服八合，覆取微似汗，不须啜粥。余如桂枝法将息。

按：今医不读《神农本草经》，耳食庸医唾余，谓麻黄难用，而不知气味轻清，视羌、独、荆、防、姜、葱，较见纯粹。学者不可信俗方而疑经方也。

歌曰：

七十杏仁三两麻，一甘二桂效堪夸，

喘而无汗头身痛，温覆休教粥到牙。

蔚按：以上俱言桂枝证，至此方言麻黄证也。方下所列各证，皆兼经气而言。何谓"经"？《内经》云：太阳之脉，上连风府，上头项，挟脊，抵腰，至足，循身之背是也。何谓"气"？《内经》云：太阳之上，寒气主之。又云：三焦膀胱者，腠理毫毛其应。是太阳之气主周身之表而主外也。桂枝证病在肌腠，肌腠实则肤表虚，故以自汗为提纲；此证病在肤表，邪在肤表则肤表实，故以无汗为提纲。无汗则表气不通，故喘；痛而曰疼，痛之甚也。此经与气并伤，视桂枝

证较重，故以麻黄大开皮毛为君，以杏仁利气，甘草和中，桂枝从肌以达表为辅佐。覆取似汗而不啜粥，恐其逗留麻黄之性，发汗太过也。

大青龙汤

治太阳中风，脉浮紧，发热恶寒，身疼痛，不汗出而烦躁者，此方主之。

麻黄六两，去节　桂枝二两，去皮　甘草二两，炙　杏仁五十枚，一本，四十枚　石膏如鸡子大，碎　生姜一两　大枣十二枚

上七味，以水九升，先煮麻黄减二升，去上沫。纳诸药，煮取三升，去滓。温服一升，取微似汗。汗出多者，温粉扑之。一服汗者，停后服。从张氏，节去三句。

歌曰：

二两桂甘三两姜，膏如鸡子六麻黄，

枣枚十二五十杏，无汗烦而且躁方。

一本杏仁四十枚，甘草三两。许宏《方议》云：温粉者，只用白术、薰本、川芎、白芷各一两，米粉三两，为细末，扑其身则汗止。

蔚按：太阳底面便是少阴。少阴证本无汗，而烦躁证少阴与太阳俱有之。若太阳中风脉浮，为肌病有欲汗之势，紧为表实，仍不得有汗，是肌与表兼病也。发热为太阳之标病，恶寒为太阳之本病，是标与本俱病也。太阳之气主周身之毫毛，太阳之经挟脊抵腰，

身疼痛是经与气并病也。风为阳邪，病甚而汗不出，阳邪内扰，不可认为少阴之烦躁，以致议温有四逆汤，议寒有黄连阿胶汤之误。只用麻黄汤以发表，桂枝汤以解肌，而标本经气之治法俱在其中。去芍药者，恶其苦降，恐引邪陷入少阴也。加石膏者，取其质重性寒，纹理似肌，辛甘发散，能使汗为热隔之症，透达而解，如龙能行云而致雨也。更妙在倍用麻黄，挟石膏之寒尽行于外而发汗，不留于内而寒中。方之所以入神也。下节言脉即不紧而缓，身即不疼而但重且有轻时，虽不若上节之甚，而无汗与烦躁，审非少阴证，亦可以此汤发之。论云：无少阴证者，此"者"字，承上节不汗出而烦躁言也。

小青龙汤

治伤寒表不解，心下有水气，干呕发热而渴，或咳，或利，或噎，或小便不利、少腹满，或喘，此方主之。

麻黄三两　芍药三两　细辛三两　干姜三两　甘草三两　桂枝三两　半夏半升　五味子半升

上八味，以水一斗，先煮麻黄减二升，去上沫。纳诸药，煮取三升，去渣。温服一升。若微利者，去麻黄，加荛花如鸡子大，熬令赤色；若渴者，去半夏，加栝楼根三两；若噎者，去麻黄，加附子一枚炮；若小便不利、小腹满，去麻黄，加茯苓四两；若喘者，去麻黄，加杏仁半升。

歌曰：

桂麻姜芍草辛三，夏味半升记要谙，

表不解兮心下水，咳而发热句中探。

柯韵伯云：心下为火位，水火相射，则水气之变幻不可拘。如上而不下，则或噎或喘；下而不上，则或渴或利；留于肠胃，则小便不利而小腹因满矣。惟发热而咳是为水证。

加减歌曰　　若渴去夏取蒌根，三两加来功亦壮，微利去麻加荛花，吴云：此味不常用，以茯苓代之。熬赤取如鸡子样。若噎去麻炮附加，只用一枚功莫上；麻去再加四两苓，能除尿短小腹胀；若喘除麻加杏仁，须去皮尖半升量。

蔚按：此寒伤太阳之表不解，而动其里水也。麻、桂从太阳以祛表邪，细辛入少阴而行里水，干姜散胸前之满，半夏降上逆之气，合五味之酸、芍药之苦，取酸苦涌泄而下行。既欲下行，而仍用甘草以缓之者，令药性不暴，则药力周到，能入邪气水饮互结之处而攻之。凡无形之邪气从肌表出，有形之水饮从水道出，而邪气、水饮一并廓清矣。喻嘉言云：方名小青龙者，取其翻波逐浪以归江海，不欲其兴云升天而为淫雨之意。若泥麻黄过散减去不用，则不成其为龙，将何恃以翻波逐浪乎？

桂枝加厚朴杏仁汤

治太阳病下之微喘者，表未解也。

桂枝_{三两}　甘草_{二两}　芍药_{三两}　大枣_{十二枚}　杏仁_{五十枚}　厚朴_{二两，炙，去皮}　生姜_{三两，切}

上七味，以水七升，微火煮取三升，去滓，温服一升，覆取微似汗。

歌曰：

下后喘生_{桂枝证下之微喘}及喘家，_{素有喘，名喘家。}桂枝汤外更须加，

朴加二两五十杏，此法微茫未有涯。

参太阳病，有在表在外之不同，以皮肤为表，肌腠为外也。太阳表病未解而下之，气不因下而内陷仍在于表，不能宣发而微喘。用桂枝汤从肌而托之于表，加厚朴以宽之，杏仁以降之，表解而喘平矣。与太阳病下之后，其气上冲者，可与桂枝汤参看。

干姜附子汤

治下之后复发汗，昼日烦躁不得眠，夜安静，不渴不呕，无表证，脉沉微，身无大热者，此方主之。

干姜_{一两}　附子_{一枚，生用，去皮，切八片}

上二味，以水五升，煮取一升，去滓。顿服。

歌曰：

生附一枚一两姜，昼间烦躁夜安常，

脉微无表身无热，幸藉残阳未尽亡。

蔚按：太阳底面便是少阴。太阳证误下之，则少阴之阳既虚，又发其汗，则一线之阳难以自主。阳主

于昼，阳虚欲援同气之救助而不可得，故烦躁不得眠；阴主于夜，阳虚必俯首不敢争，故夜则安静。又申之曰：不呕不渴，脉沉微，无表证，身无大热，辨其烦躁绝非外邪，而为少阴阳虚之的证也。证既的，则以回阳之姜、附顿服。何疑？

桂枝加芍药生姜人参新加汤

治发汗后，身疼痛，脉沉迟者。

桂枝三两　芍药四两　甘草二两，炙　人参三两

大枣十二枚　生姜四两

上六味，治水一斗二升，微火煮取三升，去滓。分温服一升。余如桂枝汤法。按《内台》云：白水煎，通口服，不必取汗。此说可存。

歌曰：

汗后身疼脉反沉，新加方法轶医林，

方中姜芍还增一，三两人能义蕴深。

蔚按：此言太阳证发汗后，邪已净而营虚也。身疼痛证虽似外邪，而血虚不能养营者必痛也。师恐人之误认为邪，故复申之曰脉沉迟，以脉沉者病不在表，迟者血虚无以营脉也。方用桂枝汤取其专行营分，加人参以滋补血液生始之源，加生姜以通血脉循行之滞，加芍药之苦平，欲领姜、桂之辛，不走于肌腠而作汗，潜行于经脉而定痛也。曰新加者，言邪盛忌用人参，今因邪净而新加之。注家谓有余邪者，误也。

麻黄杏仁甘草石膏汤

治发汗后，不可更行桂枝汤，若汗出而喘，无大热者，此汤主之。下后同。

麻黄四两，去节　杏仁五十枚　甘草二两，炙　石膏半斤

上四味，以水七升，先煮麻黄，去上沫。纳诸药，煮取二升，去滓。温服一升。

歌曰：

四两麻黄八两膏，二甘五十杏同熬，

须知禁桂为阳盛，喘汗全凭热势操。

男元犀按：此借治风温之病。论曰：太阳病发热而渴、不恶寒者为温病，若发汗已，身灼热者名风温一节，未出其方，此处补之。其文略异，其实互相发明。不然，汗后病不解，正宜桂枝汤，曰不可更行者，知阳盛于内也。汗出而喘者，阳盛于内，火气外越而汗出，火气上越而喘也。其云无大热，奈何？前论温病曰发热而渴不恶寒者，邪从内出，得太阳之标热，无太阳之本寒也。今日无大热，邪已蕴酿成热，热盛于内，以外热较之而转轻也。读书要得间，不可死于句下，至于方解，柯韵伯最妙，宜熟读之。

柯韵伯曰：此方为温病之主剂。凡冬不藏精之人，热邪伏于脏腑，至春风解冻，伏邪自内而出。法当乘其势而汗之，热随汗解矣。此证头项强痛与伤寒尽同，

惟不恶寒而渴以别之。证系有热无寒，故于麻黄汤去
桂易石膏，以解表里俱热之证。岐伯所云，未满三日
可汗而已者，此法是也。此病得于寒时，而发于风令，
故又名曰风温。其脉阴阳俱浮，其证自汗身重。盖阳
浮则强于卫外而闭气，故身重，当用麻黄开表以逐邪；
阴浮不能藏精而汗出，当用石膏镇阴以清火；表里俱
热，则中气不运，升降不得自如，故多眠鼻鼾，语言
难出，当用杏仁、甘草以调气。此方备升降轻重之性，
足以当之，若攻下、火熏等法，此粗工促病之术也。
盖内蕴之火邪与外感之余热，治不同法。是方温病初
起，可用以解表清里，汗后可复用以平内热之猖狂，
下后可复用以彻伏邪之留恋，与风寒不解用桂枝汤同
法。例云：桂枝下咽，阳盛则毙。特开此凉解一法，
为大青龙汤之变局、白虎汤之先著也。然此证但热无
寒，用青龙则不宜姜、桂，恐脉流薄疾，斑黄狂乱作
矣；此证但热不虚，用白虎则不宜参、米，恐食入于
阴则长气于阳，谵语腹胀矣。此为解表之剂，若无喘、
鼾、语言难出等证，则又白虎之证治矣。凡治温病表
里之实，用此汤；治温病表里之虚，用白虎加参、米，
相须相济者也。若葛根黄芩黄连汤，则治痢而不治喘，
要知温病下后，无利不止证，葛根黄连之燥，非治温
药。且麻黄专于外达，与葛根之和中发表不同；石膏
甘润，与黄连之苦燥悬殊。同是凉解表里，同是汗出
而喘，而用药有毫厘之辨矣。

桂枝甘草汤

治发汗过多，其人叉手自冒心，心下悸，欲得按者，此方主之。

桂枝四两　甘草二两，炙

上二味，以水三升，煮取一升，去滓。顿服。

歌曰：

桂枝炙草取甘温，四桂二甘药不烦，

叉手冒心虚已极，汗多亡液究根源。

张令韶曰：此发汗多而伤其心气也。汗为心液，汗出过多，则心液空而喜按，故用桂枝以保心气，甘草助中土以防水逆，不令肾气乘心。

茯苓桂枝甘草大枣汤

治发汗后，其人脐下悸者，欲作奔豚，此方主之。

茯苓半斤　桂枝四两　甘草四两，炙　大枣十五枚

上四味，以甘澜水一斗，先煮茯苓减二升。纳诸药，煮取三升，去滓。温服一升。日三服。

作甘澜水法：取水一斗，置在盆内，以杓扬之，水上有珠子五六千颗相逐，取用之。

歌曰：

八两茯苓四桂枝，炙甘四两悸堪治，

枣推十五扶中土，煮取甘澜两度施。

程知本，甘草二两。

蔚按：此治发汗而伤其肾气也。桂枝保心气于上，茯苓安肾气于下，二物皆能化太阳之水气。甘草、大枣补中土而制水邪之溢，甘澜水速诸药下行。此心悸欲作奔豚，图于未事之神方也。

厚朴生姜甘草半夏人参汤

治发汗后，腹胀满，此方主之。

厚朴半斤，炙，去皮　　生姜半斤　　半夏半升，洗

甘草二两　　人参一两

上五味，以水一斗，煮取三升，去滓。温服一升。日三服。

歌曰：

厚朴半斤姜半斤，一参二草亦须分，

半升夏最除虚满，汗后调和法出群。

张令韶曰：此治发汗而伤脾气。汗乃中焦水谷之津，汗后亡津液而脾气虚，脾虚则不能转输而胀满矣。夫天气不降，地气不升，则为胀满。厚朴色赤性温而味苦泄，助天气之下降也；半夏感一阴而生，能启达阴气，助地气之上升也；生姜宣通滞气，甘草、人参所以补中而滋生津液者也。津液足而上下交，则胀满自消矣。

茯苓桂枝白术甘草汤

治伤寒若吐若下后，心下逆满，气上冲胸，起则

头眩，脉沉紧，发汗则动经，身为振摇者，此方主之。

茯苓四两　桂枝三两　白术二两　甘草二两，炙

上四味，以水六升，煮取三升，去滓。分温三服。

歌曰：

病因吐下气冲胸，起则头眩身振从，

茯四桂三术草二，温中降逆效从容。

张令韶曰：此治吐下后而伤肝气也。心下逆满者，心下为脾之部位。脾主中焦水谷之津，吐下以伤其津，遂致脾虚而为满，脾虚而肝气乘之，故逆满也。气上冲胸等句，皆言肝病之本脉本证。方中只用桂枝一味以治肝，其余白术、茯苓、甘草，皆补脾之药，最为得法。即《金匮》所谓"知肝之病，当先实脾"是也。

芍药甘草附子汤

治发汗病不解，反恶寒者，虚故也，此汤主之。

芍药三两　甘草三两，炙　附子一枚，炮，去皮，切八片

以上三味，以水五升，煮取一升五合，去滓，温服。

歌曰：

一枚附子胜灵丹，甘芍平行三两看，

汗后恶寒虚故也，经方秘旨孰能攒。

男元犀按：各家以此证为发汗虚其表阳之气，似是而非。于"病不解"三字说不去，且"虚故也"三

字亦无来历。盖太阳之邪，法从汗解，汗而不解，余邪未净，或复烦发热，或如疟状。亦有大汗亡阳明之阳，用白虎加人参法，亡少阴之阳，用真武四逆法，论有明训也。今但云不解，可知病未退而亦未加也。恶寒而曰"反"者，奈何？谓前此无恶寒证，因发汗而反增此一证也。恶寒若系阳虚，四逆辈犹恐不及，竟以三两之芍药为主，并无姜、桂以佐之，岂不虑恋阴以扑灭残阳乎？师恐人因其病不解而再行发汗，又恐因其恶寒而径用姜、附，故特切示曰"虚故也"。言其所以不解，所以恶寒，皆阴阳素虚之故，补虚自足以胜邪，不必他顾也。方中芍药、甘草，苦甘以补阴；附子、甘草，辛甘以补阳；附子性猛，得甘草而缓；芍药性寒，得附子而和；且芍、草多而附子少，皆调剂之妙。此阴阳双补之良方也。论中言虚者，间于节中偶露一二语，单言虚而出补虚之方者只一节。学者当从此隅反①之。

茯苓四逆汤

治发汗，若下之，病仍不解，烦躁者，此方主之。

茯苓四两，一本，六两　人参一两　附子一枚，生用甘草二两，炙　干姜一两半

上五味，以水五升，煮取三升，去滓。温服七合。

---

① 隅反：举隅反三的缩语。

日三服。

歌曰：

生附一枚两半姜，二甘六茯一参尝，

汗伤心液下伤肾，肾躁心烦得媾_{水火交媾则烦躁定}矣昌。

张令韶曰：此汗、下而虚其少阴水火之气也。汗下之后，心肾之精液两虚，以致病仍不解，阴阳水火离隔而烦躁也。烦者，阳不得通阴也；躁者，阴不得遇阳也。茯苓、人参，助心主以止阳烦，四逆补肾脏以定阴躁。

五苓散

治发汗后，烦渴欲饮水者主之。

猪苓十八铢　　泽泻一两六铢　　白术十八铢

茯苓十八铢　　桂枝半两，去皮

上五味，捣为末。以白饮和服方寸匕。日三服。多饮暖水。汗出愈。《内台》：茯苓、猪苓、白术各一两，泽泻二两，桂枝半两，为末。

歌曰：

猪术茯苓十八铢，泽宜一两六铢符，

桂枝半两磨调服，暖水频吞汗出苏。

魏念庭云：设非用散而用煎，则内外迎拒，药且不下，又何能多服暖水不吐乎？

次男元犀按：苓者，令也。化气而通行津液，号令之主也。猪苓、茯苓、泽泻，皆化气之品，有白术从脾以转输之，则气化而水行矣。然表里之邪，不能因水利而两解，故必加桂枝以解之，作散以散之，多服暖水以助之，使水精四布，上滋心肺，外达皮毛，微汗一出，而表里之烦热两蠲矣。白饮[①]和服，亦即桂枝汤啜粥之义也。

茯苓甘草汤

治伤寒，汗出而渴者，五苓散主之；不渴者，此方主之。

茯苓一两　桂枝一两　甘草一两　生姜三两　上四味，以水四升，煮取三升，去滓。分温三服。

歌曰：

汗多不渴此方求，又治伤寒厥悸优。

二桂一甘三姜茯，须知水汗共源流。

蔚按：此承上，服五苓散，多饮暖水以出汗。人知五苓之用在汗，而不知五苓之证在渴也。五苓证之渴，为脾不转输，非关胃燥。推而言之，不输于上为渴，不输于中为水逆，不输于下为小便不利。虽有烦热之病，责在水津不能四布，故白术、桂枝之辛温不避也。论曰汗出而渴，可知中焦水谷之津发泄而伤脾，脾伤则不能输津而作渴，故取五苓散布散其水津。若不渴者，中焦之液未伤，只用茯苓甘草汤，取茯苓之利水，俾肾水不沸腾而为汗。

---

①　白饮：即米汤

卷 三

太 阳 方

栀子豉汤

治发汗吐下后，虚烦不得眠，反复颠倒，心中懊
侬者。

栀子十四枚，生用，擘　香豉四合，绵裹

上二味，以水四升，先煮栀子，得二升半。纳豉，
绵裹分为二服，温进一服。得吐者，止后服。从张本，
删此二句。

歌曰：

山栀香豉治何为，烦恼难眠胸窒宜。

十四枚栀四合豉，先栀后豉法煎奇。

男元犀按：此汤旧本有得吐止后服等字，故相传
为涌吐之方。高明如柯韵伯，亦因其说。惟张隐庵、
张令韶极辨其讹曰：瓜蒂散二条，本经必曰吐之；栀
子汤六节，并不言一"吐"字。且吐下后虚烦，岂有
复吐之理乎？此因瓜蒂散内用香豉二合，而误传之也。
愚每用此方，服之不吐者多，亦或有时而吐。要之，
吐与不吐，皆药力胜病之效也。其不吐者，所过者化，

即雨露之用也；一服即吐者，战则必胜，即雷霆之用
也。方非吐剂，而病间有因吐而愈者，所以为方之神
妙。栀子色赤象心，味苦属火，性寒导火热之下行；
豆形象肾，色黑入肾，制造为豉，轻浮引水液之上升。
阴阳和，水火济，而烦热、懊侬、结痛等证俱解矣。
原本列于"太阳"，主解烦，非吐剂，而有时亦能涌吐
也。韵伯移入"阳明"，只知为吐剂，泄阳明之烦热。
即此，为仁者见仁，知者见知也。

栀子甘草豉汤

治栀子汤证中，若少气者主之。

栀子十四枚　甘草二两，《内台》只用半两　香豉四合

上三味，以水四升，先煮栀子、甘草，取二升半。
纳豉，煮取升半，去滓。分温二服。从张氏重订，下同。

栀子生姜豉汤

治栀子豉汤证中，若加呕者，此方主之。

栀子十四枚　生姜五两，《内台》只用一两　香豉四合

上三味，以水四升，先煮栀子、生姜，取二升半。
纳豉，煮取升半，去滓。分温二服。

歌曰：
栀豉原方效可夸，气羸二两炙甘加，
若加五两生姜入，专取生姜治呕家。
蔚按：栀豉解见上。汗吐下后，中气虚不能交通

上下，故加甘草以补中；呕者，汗吐下后，胃阳已伤，中气不和而上逆，故加生姜暖胃、解秽而止逆也。

栀子厚朴汤

治伤寒下后，心烦腹满，卧起不安者，此方主之。

栀子十四枚　厚朴四两　枳实四枚，水浸，去瓤，炒

以上三味，以水三升，煮取一升半，去滓。分温二服。本张氏重订。

歌曰：

朴须四两枳四枚，十四山栀亦妙哉，

下后心烦还腹满，止烦泄满效兼该。

柯韵伯曰：心烦则难卧，腹满则难起。起卧不安是心移热于胃，与反复颠倒之虚烦不同。栀子治烦，枳、朴泄满，此两解心腹之妙剂也。

栀子干姜汤

治伤寒，医以丸药大下之，身热不去，微烦者主之。

栀子十四枚　干姜二两

上二味，以水三升半，煮取一升半，去滓。分二服，温进一服。从张氏，删去二句。

歌曰：

十四山栀二两姜，以丸误下救偏方，

微烦身热君须记，辛苦相须尽所长。

张令韶曰：栀子导阳热以下行，干姜温中土以上达，上下交而烦热止矣。

附录家严新案

嘉庆戊辰，吏部谢芝田先生令亲，患头项强痛，身疼，心下满，小便不利。服表药，无汗反烦，六脉洪数。初诊疑为太阳阳明合病，谛思良久曰：前病在无形之太阳，今病在有形之太阳也。但使有形之太阳小便一利，则所有病气，俱随无形之经气而汗解矣。用桂枝去桂加茯苓白术汤，一服遂瘥，惟夜间不寐。特告曰，此名虚烦，因辛热遗害。若用枣仁、远志、茯神等药，反招集其所遗而为孽，病必复作矣。用栀子豉汤，即愈。

嘉庆己巳季春，曹扶谷明府，患头痛项强、恶寒等证，自差次回垣后，更增出寒热往来，欲呕胸满等证。家严诊其脉数中见小，按之虚不应指。骇谓之曰：阳证见阴脉，法在不治，所幸者大小便如常，神识颇清，正虽虚而尚未溃。察其胸满欲呕、寒热往来之证，俱是病气欲从枢转之象，当乘机而利导之。遂令一日服小柴胡两剂，柴胡每剂八钱。次日再诊，以上诸证虽退，而心胸懊恼不安，语言错乱无次，实觉可忧。又诊其脉略缓，遂为之喜曰：邪从枢转而出，故寒热等证俱平；正为邪热所伤，故烦昏等证并见。此时须当救正，但"救正"二字，不读《伤寒》《金匮》便以人参误事。立主用栀子豉汤，从离坎交媾处拔动神机。服后停药，静候三日。值阳明主气之期，申酉为阳明正旺之时，戊癸相合自愈。果如言应期而效。

真武汤

治太阳病发汗，汗出不解，其人仍发热，心下悸，头眩，身𥆧动，振振欲擗地者，此方主之。又治少阴病三四日不已，至四五日，腹痛，小便不利，四肢疼痛沉重，自下利者，此为有水气，其人或咳，或小便自利，或呕者，此方主之。

茯苓三两　芍药三两　生姜三两　白术二两　附子一枚，炮

上五味，以水八升，煮取三升，去滓。温服七合。日三服。

歌曰：

生姜芍茯数皆三，二两白术一附探，

便短咳频兼腹痛，驱寒镇水与君谈。

真武汤加减法：

加减歌曰　咳加五味要半升，干姜细辛一两具，一本，去生姜。小便若利恐耗津，须去茯苓肾始固。下利去芍加干姜，二两温中能守住；若呕去附加生姜，足前须到半斤数。

张令韶曰：虚者不可汗，汗后病不解而变证也。真武者，镇水之神也。水性动，今动极不安，故亦以

此镇之。茯苓松之余气，潜伏于根，故归伏心神而止悸；附子启下焦之生阳，上循于头而止眩；芍药滋养营血；生姜宣通经脉，而瞤动自止。白术所以资中土而灌溉四旁者也

罗东逸曰：小青龙汤治表不解有水气，中外皆寒实之病也。真武汤治表已解有水气，中外皆虚寒之病也。真武者，北方司水之神也。以之名汤者，藉以镇水之义也。夫人一身制水者脾也。主水者肾也。肾为胃关，聚水而从其类，倘肾中无阳，则脾之枢机虽运，而肾之关门不开，水即欲行，以无主制，故泛溢妄行而有是证也。用附子之辛热，壮肾之元阳，则水有所主矣；白术之温燥，建立中土，则水有所制矣；生姜之辛散，佐附子以补阳，于补水中寓散水之意；茯苓之淡渗，佐白术以健土，于制水中寓利水之道焉；而尤重在芍药之苦降，其旨甚微，盖人身阳根于阴，若徒以辛热补阳，不少佐以苦降之品，恐真阳飞越矣。芍药为春花之殿，交夏而枯，用之以亟收散漫之阳气而归根。下利减芍药者，以其苦降涌泄也；加干姜者，以其温中胜寒也。水寒伤肺则咳，加细辛、干姜者，胜水寒也；加五味子者，收肺气也。小便利者去茯苓，恐其过利伤肾也。呕者去附子倍生姜，以其病非下焦，水停于胃，所以不须温肾以行水，只当温胃以散水，且生姜功能止呕也。

小柴胡汤

治少阳经发热，口苦耳聋，其脉弦者。又治太阳阳明二经发热不退，寒热往来。

柴胡半斤　黄芩三两　人参三两　甘草三两　生姜三两　半夏半升，洗　大枣十二枚，擘

上七味，以水一斗二升，煮取六升，去滓。再煎，取三升。温服一升。日三服。

若胸中烦而不呕，去半夏、人参，加瓜蒌实一枚。若渴者，去半夏，加人参合前成四两半、瓜蒌根四两。若腹中痛者，去黄芩，加芍药三两。若胁下痞硬，去大枣，加牡蛎四两。若心下悸、小便不利者，去黄芩，加茯苓四两。若不渴，外有微热者，去人参，加桂枝三两，温覆，取微汗愈。若咳者，去人参、大枣、生姜，加五味子半升、干姜二两。

歌曰：

柴胡八两少阳凭，枣十二枚夏半升，

三两姜参芩与草，去滓重煮有奇能。

张令韶曰：太阳之气，不能从胸出入，逆于胸胁之间，内干动于脏气，当识少阳之枢转而外出也。柴胡二月生苗，感一阳初生之气，香气直达云霄，又禀太阳之气，故能从少阳之枢以达太阳之气；半夏生当夏半，感一阴之气而生，启阴气之上升者也；黄芩气味苦寒，外实而内空腐，能解形身之外热；甘草、人

参、大枣，助中焦之脾土，由中而达外；生姜所以发散宣通者也。此从内达外之方也。

愚按：原本列于"太阳"，以无论伤寒、中风，至五六日之间，经气一周，又当来复于太阳。往来寒热，为少阳之枢象。此能达太阳之气从枢以外出，非解少阳也。各家俱移入"少阳篇"，到底是后人识见浅处。

小柴胡加减法：

加减歌曰　胸烦不呕除夏参，蒌实一枚应加煮。若渴除夏加人参，合前四两五钱与。蒌根清热且生津，再加四两功更钜。腹中痛者除黄芩，芍加三两对君语。胁下痞硬大枣除，牡蛎四两应生杵。心下若悸尿不长，除芩加茯四两侣。外有微热除人参，加桂三两汗休阻。咳除参枣并生姜，加入干姜二两许。五味半升法宜加，温肺散寒力莫御。

张令韶曰：太阳之气，不能从胸出入，逆于胸胁之间，虽不干动在内有形之脏真，而亦干动在外无形之脏气。然见一脏之证，不复更及他脏，故有七或证也。胸中烦者，邪气内侵君主，故去半夏之燥；不呕者，中胃和而不虚，故去人参之补，加瓜蒌实之苦寒，导火热以下降也。渴者，阳明燥金气盛，故去半夏之辛，倍人参以生津，加瓜蒌根引阴液以上升也。腹中痛者，邪干中土，故去黄芩之苦寒，加芍药以通脾络也。胁下痞硬者，厥阴肝气不舒，故加牡蛎之纯牡，能破肝之牝脏，其味咸能软坚，兼除胁下之痞；去大枣之甘缓，欲其行之捷也。心下悸、小便不利者，肾气上乘而积水在下，故去黄芩，恐苦寒以伤君火；加茯苓保心气以制水邪也。不渴、外有微热者，其病仍在太阳，故不必生液之人参，宜加解外之桂枝，覆取微汗也。咳者，形寒伤肺，肺气上逆，故加干姜之热以温肺，五味之敛以降逆；凡咳，皆去人参；长沙之秘旨，既有干姜之温，不用生姜之散，既用五味之敛，不用大枣之缓也。

小建中汤

治伤寒阳脉涩，阴脉弦，法当腹中急痛者，以此方主之。又，伤寒二三日，心中悸而烦者，此方主之。

芍药六两　桂枝三两　甘草二两　生姜三两　胶饴一升　大枣十二枚

上六味，以水七升，煮取三升，去滓。纳胶饴，更上微火消解。温服一升。日三服。呕家不可用建中，以甜故也。

歌曰：

建中即是桂枝汤，倍芍加饴绝妙方，

饴取一升六两芍，悸烦腹痛有奇长。

程扶生曰：伤寒二三日，邪尚在表，未及传里之时。悸则阳虚，烦则阴虚，故以芍药之苦以益阴，姜桂之辛以扶阳，而复用甘草、大枣之甘温缓其中。中既建，则邪不致入里矣。而姜、桂等，又能托邪外出，此为阴阳两虚之人而立一养正驱邪法也。

张令韶曰：经隧之血脉，流行不息，今寒气入而稽迟之。入阳络则阳脉涩，入阴络则阴脉弦。法当腹中急痛，先与建中汤。以经隧之血脉，皆中胃之所生，更得小柴胡汤以转枢机，枢机利，则经隧之血脉通矣，通则不痛也。

蔚考：《金匮》黄芪建中汤有加减法，小建中汤无加减法，今查《内台方议》，亦有加减。未知为年久脱简，抑或许氏新附与否，姑录之，以备参考。《方议》载：建中汤治虚痛者，加黄芪；治心痛者，加元胡索；治血虚者，加当归、川芎；治盗汗多者，加小麦、茯神；治虚中生热，加柴胡、地骨皮。

大柴胡汤

治太阳病未解便传入阳明，大便不通，热实心烦，或寒热往来，其脉沉实者，以此方下之。

柴胡半斤　半夏半升　芍药三两　黄芩三两　生姜五两　枳实四枚，炙　大枣十二枚

上七味，以水一斗二升，煮取六升，去滓，再煎。温服一升。日三服。一方用大黄二两，若不加大黄，恐不为大柴胡汤也。按：此方原有两法，长沙并存其说而用之。

歌曰：

八柴四枳五生姜，芩芍三分二大黄，

半夏半升十二枣，少阳实证下之良。

蔚按：凡太阳之气逆而内干，必藉少阳之枢转而外出者，仲景名为柴胡证。但小柴胡证心烦，或胸中烦，或心下悸，重在于胁下苦满；而大柴胡证不在胁下而在心下，曰心下急，郁郁微烦，曰心下痞硬，以此为别。小柴胡证曰喜呕，曰或胸中烦而不呕；而大柴胡证不独不呕，而且呕吐，不独喜呕，而且呕不止，又以此为别。所以然者，太阳之气不从枢外出，反从枢内入于君主之分，视小柴胡证颇深也。方用芍药、黄芩、枳实、大黄者，以病势内入，必取苦泄之品，以解在内之烦急也；又用柴胡、半夏，以启一阴一阳之气；生姜、大枣，以宣发中焦之气。盖病势虽已内入，而病情仍欲外达，故制此汤，还藉少阳之枢而外出，非若承气之上承热气也。汪㸅庵谓加减小柴胡、小承气而为一方，未免以庸俗见测之也。

柴胡加芒硝汤

治伤寒十三日不解，胸胁满而呕，日晡所发潮热，已而微利。此本柴胡证，下之而不得利，今反利者，知医以丸药下之，非其治也。潮热者，实也。先宜小柴胡以解外，后以此汤主之。

柴胡二两六铢　　半夏二十铢　　黄芩一两　　甘草一两
生姜一两　　人参一两　　大枣四枚　　芒硝二两

上七味，以水四升，煮取二升，去滓。纳芒硝，更煮微沸。分温再服。此药剂之最轻者。以今秤计之，约二两。分二服，则一服只一两耳。

歌曰：

小柴分两照原方，二两芒硝后入良，

误下热来日晡所，补兼荡涤有奇长。

此歌照《内台》方，宋本《玉函经》。然当照成氏为妥。

蔚按：小柴胡汤使太阳之气从枢外出，解见原方。兹云十三日，经尽一周，既来复于太阳，当解而不能解，又交阳明主气之期，病气亦随经气而涉之。阳明主胸，少阳主胁。胸胁满而呕者，阳明之阖不得少阳之枢以外出也。日晡所者，申酉戌之际也。阳病旺于申酉戌，故应其时而发潮热；热已微利者，阳明之气虽实，其奈为丸药所攻而下陷。陷者举之，用小柴胡汤以解外；解，寓升发之义，即所以举其陷而止其利也；又加芒硝者，取芒硝之咸寒以直通地道，不用大黄之苦寒以犯中宫。盖阳明之气既伤，不宜再伤。师之不用大柴而用小柴，其义深矣。

桃仁承气汤

治太阳病不解，热结膀胱，其人如狂，血自下者愈。其外不解者，尚未可攻，当先解外。外已解，但小腹急结者，乃可攻之，宜此方主之。

桃仁五十个　大黄四两　甘草二两　桂枝二两　芒硝二两

上五味，以水七升，煮取二升半，去滓。纳芒硝，更上火微沸，下火。先食，温服五合，日三服。当微利。

歌曰：

五十桃仁四两黄，桂硝二两草同行，

膀胱热结如狂证，外解方攻用此汤。

蔚按：张令韶谓太阳有气有经，其气从胸而出入，其经挟脊入循脊而内络膀胱。如病邪从胸胁而入，涉于阳明、少阳之分，则为小柴胡汤证；循背脊而入，自入于太阳之腑，则为桃仁承气汤证。太阳之腑曰膀胱，在小腹之间，为血海之所。膀胱有津液而无血，而与胞中之血海相连。热干之，阴不胜阳，则动胞中之血而自下，故其人如狂。然病起外邪，当先解外，必审其小腹急结，乃可攻之。急结者，其血有结欲通之象也。桃得阳春之生气，其仁微苦而涌泄，为行血之缓药；得大黄以推陈致新；得芒硝以清热消瘀；得甘草以主持于中，俾诸药遂其左宜右有之势；桂枝用至二两者，注家以为兼解外邪，而不知辛能行气，气行而血乃行也。男蔚按：《内经》曰，血在上喜忘，血在下如狂。

柴胡加龙骨牡蛎汤

治伤寒八九日，下之，胸胁满，烦惊，小便不利，谵语，一身尽重不可转侧者，此方主之。

柴胡一两半　龙骨一两半　黄芩一两半　生姜一两半

人参一两半　茯苓一两半　铅丹一两半　牡蛎一两半　桂

枝一两半　大枣六枚　大黄二两　半夏一两半

上十二味，以水八升，煮取四升。纳大黄，更煮一二沸，去滓。温服一升。此分两照宋本《玉函经》及《内台》方。若《伤寒论》，柴胡则用四两，半夏二合。

歌曰：

参芩龙牡桂丹铅，芩夏柴黄姜枣全，

枣六余皆一两半，大黄二两后同煎。

《内台方议》云：伤寒八九日，邪气错杂，表里未分，而误下之，则虚其里而伤其表。胸满而烦者，邪热客于胸中；惊者，心恶热而神不守也；小便不利者，里虚津液不行也；谵语者，胃热也；一身尽重，不可转侧者，阳气内荣于里不行于表也。故用柴胡为君，以通表里之邪而除胸胁满；以人参、半夏为臣辅之；加生姜、大枣而通其津液，加龙骨、牡蛎、铅丹收敛神气而镇惊，为佐；加茯苓以利小便而行津液，加大黄以逐胃热止谵语，加桂枝以行阳气而解身重错杂之邪，共为使。以此十一味之剂，共救伤寒坏逆之法也。

《伤寒论》共十二味，一本无黄芩，只十一味也。

桂枝去芍药加蜀漆牡蛎龙骨救逆汤

治伤寒脉浮，医以火迫劫之，亡阳，必惊狂，起卧不安者，此方主之。

桂枝三两　甘草二两　大枣十二枚　生姜三两　牡
蛎煅，五两　龙骨四两　蜀漆三两，洗去腥

上为末，以水一斗二升，先煮蜀漆减二升，纳诸
药，煮取三升，去滓。温服一升。一本，蜀漆四两。

歌曰：

桂枝去芍已名汤，蜀漆还加龙牡藏，

五牡四龙三两漆，能疗火劫病惊狂。

张令韶曰：伤寒脉浮，病在阳也。太阳与君火相
合而主神，心为阳中之太阳，医以火迫劫，亡阳，亡
其君主之阳，非下焦生阳之阳。心为火迫，则神气外
浮，故为惊狂而不安。桂枝色赤入心，取之以保心气；
佐以龙牡者，取水族之物以制火邪，取重镇之品以治
浮越也。芍药苦平，非亡阳所宜，故去之。蜀漆取通
泄阳热，故先煮之。神气生于中焦水谷之精，故用甘
草、大枣、生姜，以资助中焦之气也。病在阳，复以
火劫，此为逆也，故曰救逆。

桂枝加桂汤

治烧针令其汗，针处被寒，核起而赤者，必发奔
豚，气从小腹上冲心，灸其核上各一壮，与此方主之。

桂枝五两　芍药三两　生姜三两　甘草二两　大枣
十二枚

上五味，以水七升，煮取三升，去滓。温服一升。

按本论云：与桂枝加桂汤，更加桂二两。而不知原用三两，更加二两，即名此汤。非于五两之外更加也。

歌曰：

气从脐逆号奔豚，汗为烧针启病源，

只取桂枝汤本味，再加二两桂枝论。

蔚按：少阴上火而下水，太阳病以烧针令其汗，汗多伤心，火衰而水乘之，故发奔豚。用桂枝加桂，使桂枝得尽其量，上能保少阴之火脏，下能温少阴之水脏，一物而两扼其要也。核起而赤者，针处被寒，灸以除其外寒，并以助其心火也。

桂枝甘草龙骨牡蛎汤

治火逆下之，因烧针烦躁者，此汤主之。

桂枝一两　甘草二两　龙骨二两　牡蛎二两

上为末，以水五升，煮取一升半，去滓。温服八合。日三服。

歌曰：

二甘一桂不雷同，龙牡均行二两通，

火逆下之烦躁起，交通上下取诸中。

蔚按：太阳病因烧针而为火逆者多。今人不用烧针而每有火逆之证者，炮姜、桂、附、荆、防、羌、独之类，逼其逆也。火逆则阳亢于上，若剧下之，则阴陷于下。阳亢于上，不能遇阴而烦；阴陷于下，不得遇阳而躁。故取龙、牡水族之物，抑亢阳以下交于阴；取桂枝辛温之品，启阴气以上交于阳。最妙在甘草之多，资助中焦，使上下阴阳之气交通于中，而烦躁自平也。

抵当汤

治太阳病热在下焦，小腹硬满，下血乃愈。所以然者，以太阳随经，瘀热在里故也。此汤主之。

虻虫三十个，去足翅，熬　水蛭三十个，熬　大黄三两，酒洗　桃仁三十个

上四味，锉如麻豆，以水五升，煮取三升，去滓。温服一升，不下，再服。

歌曰：

大黄三两抵当汤，里指任冲不指胱，

虻蛭桃仁各三十，攻其血下定其狂。

张令韶曰：太阳有经与气之分，亦有外与表之别。桃仁承气证热结膀胱，乃太阳肌腠之邪从背脊而下结于膀胱，故曰"外不解者，尚不可攻"，肌腠为外也。抵当证瘀热在里，乃太阳肤表之邪，从胸中而下结于小腹，表气通于胸，故曰"表证仍在，反不结胸"，皮毛为表也。盖太阳之气，从胸而出，入太阳之经，循背脊而下络膀胱。经病，外邪从背而入结于膀胱者，详于桃仁承气汤方注；而气病，表邪从胸而入不涉于膀胱，故不曰"热结膀胱"，而曰"反不结胸，热在下焦"。盖下焦即胞中，冲、任二脉之所起也。冲脉起于气冲，任脉起于中极之下，以上毛际，亦居小腹。故

前章曰"小腹急结"，此章曰"小腹硬满"。急结者，急欲下通之象，不必攻之，故曰"下者愈"，只用桃仁承气汤足矣；此曰"硬满"，全无下通之势，故不曰"血自下"，而曰"下血乃愈"，言必攻而始下也，非抵当不可。二证之分别如此。

又曰：太阳病六七日，正当太阳主气之期，表证仍在，脉当浮。今微而沉者，气随经络沉而内薄也。内薄于胸当结胸，今反不结胸者，知表邪从胸而下入于阴分。阴不胜阳，故发狂；热在下焦，故小腹硬满；硬满而小便自利，便知其不在无形之气分，而在有形之血分也。方用虻虫、水蛭，一飞一潜，吮血之物也。在上之热随经而入，飞者抵之；在下之血为热所瘀，潜者当之。配桃核之仁、将军之威，一鼓而下，抵拒大敌。四物当之，故曰抵当。

抵当丸

治伤寒有热，小腹满，应小便不利；今反利者，为有血也。当下之。

虻虫二十个，去翅足，熬　水蛭二十个，熬　桃仁三十五个　大黄三两

上四味，捣，分为四丸。以水一升煮一丸，取七合服，不可余药。晬时当下血。若不下者，更服。

歌曰：

卅五桃仁三两黄，虻虫水蛭廿枚详，

捣丸四个煎宜一，有热尿长腹满尝。

陈修园曰：抵当之脉，浮取微而沉取结。按曰微而沉，非沉微也，故又以沉结申之。抵当之证，发狂，小腹硬满，小便自利。其中又有发黄病，审其小便不利，为膀胱之气不化；小便自利，非膀胱之气不化，为下焦之瘀不行。以此方之难用，又不可不用，不得不重申其义也。然此为抵当汤、丸二证公共之辨法也。师又立抵当丸方法者着眼在"有热"二字，以热瘀于里而仍蒸于外，小腹又满，小便应不利而反自利，其证较重，而治之不可急剧，故变汤为丸，以和洽其气味，令其缓达病所。曰不可余药者，谓连滓服下，不可留余。庶少许胜多许，俟晬时下血，病去而正亦无伤也。

大陷胸丸

治结胸证，项亦强，如柔痉状，下之则和，此方主之。

大黄半斤　葶苈子半斤，熬　杏仁半升，去皮尖，炒黑　芒硝半升

上四味，捣筛二味，次纳杏仁、芒硝，合研如脂，和散，取如弹丸一枚。别捣甘遂末一钱匕；白蜜二合，水二升，煮取一升。温，顿服之。一宿乃下；如不下，更服，取下为效。禁如药法。

歌曰：

大陷胸丸法最超，半升葶苈杏硝调，

项强如痉君须记，八两大黄取急消。

蔚按：太阳之脉，上循头项；太阳之气，内出于
胸膈，外达于皮毛。其治法宜从汗解，今应汗而反下
之，则邪气因误下而结于胸膈之间，其正气亦随邪气
而内结。不能外行于经脉，以致经输不利，而头项强
急如柔痉反张之状。取大黄、芒硝，苦咸以泄火热，
甘遂苦辛以攻水结。其用杏仁、葶苈奈何？以肺主皮
毛，太阳亦主皮毛，肺气利而太阳之结气亦解也。其
捣丸而又纳蜜奈何？欲峻药不急于下行，亦欲毒药不
伤其肠胃也。

大陷胸汤

治大结胸证，脉沉而紧，心下痛，按之石硬者。

大黄六两　芒硝一升　甘遂一钱匕

上三味，以水六升，先煮大黄，取二升，去滓。
纳芒硝，煮一两沸，纳甘遂末。温服一升，得快利，
止后服。

歌曰：

一钱甘遂一升硝，六两大黄力颇饶，

日晡潮热腹痛满，胸前结聚此方消。

蔚按：大黄、芒硝苦咸之品，借甘遂之毒，直达
胸间之饮邪，不专荡胃中之邪秽也。汤与丸分者，丸
恐下之太急，故连滓和蜜服之，使留中之邪从缓而下；

汤恐下之不急，取三味之过而不留者，荡涤必尽也。

陈亮师曰：结胸者，结于胸中而连于心下也。身之有膈，所以遮上下也。膈能拒邪，则邪但留于胸中；膈不能拒邪，则邪留胸而及于胃。胸胃俱病，乃成结胸。如胸有邪而胃未受邪，则为胸胁满之半表半里证；如胃受邪而胸不留，则为胃家实之阳明病。皆非结胸也。故必详辨分明，庶无差误。

小陷胸汤

治小结胸病，正在心下，按之则痛，脉浮滑者，主之。又治心下结痛，气喘闷者。

黄连一两　半夏半升，洗　瓜蒌实大者一枚

上三味，以水六升，先煮瓜蒌，取三升，去滓。纳诸药，煎取二升，去滓。分温三服。

歌曰：

按而始痛病犹轻，与手不可近大结胸症迥别脉结凝邪心下成，曰正在心下，上不至心，下不及小腹，与大结胸证又别。

夏取半升连一两，瓜蒌整个要先烹。

张令韶曰：气分无形之邪结于胸膈之间，以无形而化有形，故痛不可按而为大结胸证。结于胸中脉络之间，入于有形之经络，而仍归于无形，故正在心下，按之则痛，而为小结胸证。方用黄连以解心下之热，半夏以疏脉络之结，瓜蒌延蔓似络，性寒凉而实下行，所以导心下脉络之结热从下而降也。若大结胸证亦用此汤，药不及病，多死。又曰：气，无形者也；经，有形者也。以无形之邪结于胸膈之内，故用大黄、甘遂辈，从有形之肠胃而解；结于脉络之间，又用黄连、半夏辈，从无形之气分而散。此经、气互相贯通之理。

徐灵胎曰：大承气所下者燥屎，大陷胸所下者蓄水，此所下者为黄涎。涎者轻于蓄水，而未成水者也。审证之精，用药之切如此。

文蛤散

治病在太阳，应以汗解之，反以冷水噀①之者。若灌之，热被劫不得出，弥更益烦，肉上粟起，意欲饮水反不渴者，服文蛤散。若不瘥者，与五苓散。寒实结胸无热证者，与三物小陷胸汤，白散亦可服。

文蛤五两

上一味，为散，以沸汤和一方寸匕服。汤用五合。

歌曰：

水噀原逾汗法门，太阳宜汗，而以水噀之。肉中粟起水在皮肤。更增烦热郁而不得去。

意中思水里有热还无渴，水寒侵于肺。文蛤磨调药不繁。

男元犀按：太阳病不发汗，而以水噀之，致在表之阳反退却于内而不得去。师取文蛤为散，味咸质燥，

----

① 噀（xùn）：嘴里喷水。

以渗散其水气。若不瘥者，用五苓助其脾以转输之，俾仍从皮肤而散也。柯韵伯谓此等轻剂，恐难散湿热之重邪。《金匮要略》云：渴欲饮水不止者，文蛤散主之。又云：吐后，渴欲得水而贪饮者，文蛤汤主之；兼主微风脉紧头痛。审证用方，则彼用散而此则用汤为宜。附文蛤汤：文蛤五两，麻黄、甘草、生姜各三两，石膏五两，杏仁五十枚，大枣十二枚。水六升，煮取二升，温服一升，汗出即愈。

张令韶曰：前论内因之水结于胸胁，而为大陷胸汤证；此论外因之水入于皮肤，而肉中粟起，或为小结胸证。如水寒实于外，阳热却于内，而为虚寒结胸，无肌表之热证者，与小陷胸以解其内之热结，白散辛温，可以散水寒之气。总之，寒实于外，热却于内，或用苦寒以解内热，或用辛热以散外寒。随时制宜，无不可也。

白散

桔梗三分　贝母三分　巴豆一分，去皮心，熬黑，研如脂

上二味，为散。纳巴豆，更于臼中杵之。以白饮和服，强人半钱匕，羸者减之。病在膈上必吐，在膈下必利。不利，进热粥一杯；利不止，进冷粥一杯。原文此下尚有十三句，余于《浅注》全录之。此照《内台方》及张氏本节之。

歌曰：

巴豆熬来研似脂，只须一分<small>去声</small>守成规，

更加桔贝均三分<small>去声</small>，寒实结胸细辨医。

蔚按：巴豆辛热，能散寒实而破水饮，贝母开胸结，桔梗开肺气；不作汤，而作散，取散以散之之义也。进热粥者，助巴豆之热势以行之也；进冷粥者，制巴豆之热势以止之也；不用水而用粥者，藉谷气以保胃气之无伤也。

卷 四

太 阳 方

柴胡桂枝汤

治伤寒六七日，发热微恶寒，肢节烦疼，微呕，心下支结，外证未去者，此汤主之。又，发汗多，亡阳谵语，不可下，与柴胡桂枝汤，和其营卫以通津液，后自愈。

柴胡四两　黄芩一两半　人参一两半　半夏二合半　甘草一两　桂枝一两半　芍药一两半　生姜一两半　大枣六枚

上九味，以水七升，煮取三升，去滓。温服。

歌曰：

小柴原方取半煎，桂枝汤入复方全。生姜、大枣、甘草，二方俱有。只取桂枝汤之半，须记之。七方：大、小、轻、重、奇、偶、复。

阳中太少相因病，偏重柴胡作仔肩①。

蔚按：小柴胡汤解见本方。此言伤寒六七日，一经已周，又当太阳主气之期，其气不能从胸而出，入

———————————

① 仔肩：仔细运用。引申为认真品味。

结于经脉以及支络。故取桂枝汤以除发热恶寒，藉小柴胡汤以达太阳之气从枢以转出。

柴胡桂枝干姜汤

治伤寒五六日，已发汗而复下之，胸胁满，微结，小便不利，渴而不呕，但头汗出，往来寒热者。此为未解也，此汤主之。

柴胡半斤　桂枝三两　干姜二两　黄芩三两　牡蛎二两　甘草二两，炙　瓜蒌根四两

上七味，以水一斗二升，煮取六升，去滓再煎，取三升。温服一升。日三服。初服微烦，复服汗出便愈。

歌曰：

八柴二草蛎干姜，芩桂宜三瓜四尝，

不呕渴烦头汗出，少阳枢病要精详。

张令韶曰：伤寒五六日，厥阴主气之期也。厥阴之上，中见少阳，已发汗而复下之，则逆其少阳之枢。不得外出，故胸胁满微结；不得下行，故小便不利。少阳之上，火气治之，故渴；无枢转外出之机，故不呕。但头汗出者，太阳之津液不能旁达，惟上蒸于头也。少阳欲枢转而不能，故有往来寒热之象也。厥阴内属心包而主脉络，故心烦。此病在太阳而涉厥阴之气，不得少阳之枢以外出，故曰此为未解也。用柴胡、桂枝、黄芩，转少阳之枢而达太阳之气，牡蛎启厥阴

之气以解胸胁之结；蒌根引水液以上升而止烦渴；汗下后中气虚矣，故用干姜、甘草以理中。

半夏泻心汤

治伤寒五六日，呕而发热者，柴胡证俱在，而以他药下之，柴胡证仍在者，复与柴胡汤。此虽已下之，不为逆，必蒸蒸而振，却发汗热出而解。若心下满而硬痛者，此为结胸也，大陷胸汤主之；但满而不痛者，此为痞，柴胡不中与之，宜此汤。

半夏半升，洗　黄芩三两　干姜三两　甘草三两人参三两　黄连一两　大枣十二枚。

上七味，以水一斗，煮取六升，去滓。再煎，取三升。温服一升。日三服。

歌曰：

三两姜参炙草芩，一连痞证呕多寻，

半升半夏枣十二，去滓重煎守古箴。

蔚按：师于此证，开口即云伤寒五六日，呕而发热柴胡证俱在者，五六日乃厥阴主气之期。厥阴之上，中见少阳。太阳之气欲从少阳之枢以外出，医者以他药下之，心下满而硬痛者，为结胸；但满而不痛者，为痞。痞者，否也，天气不降，地气不升之义也。芩、连大苦，以降天气；姜、枣、人参，辛甘以升地气；所以转否而为泰也。君以半夏者，因此证起于呕，取半夏之降逆止呕如神，亦即小柴胡汤去柴胡加黄连，以生姜易干姜是也。古人治病，不离其宗如此。

附：结胸脏结痞证辨

结胸为阳邪，脏结与痞为阴邪。但脏结结于下，痞结结于上也。结于下者，感下焦阴寒之气化；结于上者，感上焦君火之气化也。

十枣汤

治太阳中风，下利呕逆，表解者乃可攻之。其人漐漐汗出，发作有时，头痛，心下痞硬满，胁下痛，干呕短气，汗出不恶寒者，此表解里未和，此方主之。

芫花_熬　甘遂　大戟

上三味，等分，各别捣为散。以水一升半，先煮大枣肥者十枚，取八合，去滓。纳药末。强人服一钱匕，羸者服半钱匕；温服之，平旦服。若下少病不除者，明日更服加半钱匕。得快下利后，糜粥自养。

歌曰：

大戟芫花甘遂平，妙将十枣煮汤行。

中风表证全除尽，里气未和此法程。

蔚按：太阳为天，天连于水。太阳中风，风动水气，水气淫于上则呕逆，水气淫于下则下利，水气聚于心下则为痞，且硬满引胁而痛也。其人漐漐汗出，头痛，干呕，短气，汗出等证，宜辨。若恶寒为表未解，不可攻之；若不恶寒为表解，而里未和，宜用此汤。第三味皆辛苦寒毒之品，直决水邪，大伤元气。柯韵伯谓：参、术所不能君，甘草又与之相反，故选十枣以君之。一以顾其脾胃，一以缓其峻毒。得快利后糜粥自养，一以使谷气内充，一以使邪不复作。此仲景用毒攻病之法，尽美又尽善也。

大黄黄连泻心汤

治伤寒大下后，复发汗，心不痞，按之濡，其脉关上浮紧者，此方主之；若有恶寒者，表未解也，宜先解表，然后攻痞。

大黄二两　黄连一两

上二味，以麻沸汤二升渍之，须臾，绞去滓，分温再服。

歌曰：

痞证分歧辨向趋，关浮心痞按之濡，

大黄二两黄连一，麻沸汤调病缓驱。

蔚按：心下痞，按之濡而不硬，是内陷之邪与无形之气搏聚而不散也。脉浮在关以上，其势甚高，是君火亢于上不能下交于阴也。此感上焦君火之化而为热痞也。方用大黄、黄连，大苦大寒以降之，火降而水自升，亦所以转否为泰法也。最妙在不用煮而用渍，仅得其无形之气，不重其有形之味，使气味俱薄，能降而即能升，所谓圣而不可知之谓神也。

附子泻心汤

治心下痞，而复恶寒汗出者，此汤主之。

大黄二两　黄芩一两　黄连一两　附子一枚，炮去皮，破，别煮取汁

上四味，切三味，以麻沸汤二升渍之。须臾，绞去滓，纳附子汁，分温再服。愚按：麻沸汤渍者，微取气，不取其味也。

歌曰：

一枚附子泻心汤，一两连芩二大黄，

汗出恶寒心下痞，专煎轻渍要参详。

蔚按：心下痞，是感少阴君火之本热也；复恶寒者，复呈太阳寒水之本寒也；汗出者，太阳本寒甚而标阳大虚而欲外撒也。治伤寒以阳气为主，此际岂敢轻用苦寒？然其痞不解，不得不取大黄、黄连、黄芩之大苦大寒，以解少阴之本热；又恐亡阳在即，急取附子之大温，以温太阳之标阳。并行不悖，分建奇功如此。最妙在附子专煮扶阳，欲其熟而性重，三黄荡积开痞，欲其生而性轻也。

生姜泻心汤

治伤寒汗出解之后，胃中不和，心下痞硬，干噫食臭，胁下有水气，腹中雷鸣，下利者，此汤主之。

生姜四两　甘草三两　人参三两　干姜一两　黄芩

三两　　半夏半升　　大枣十二枚　　黄连一两

上八味，以水一斗，煮取六升。去滓再煎，取三升。温服一升。日三服。

歌曰：

汗余痞证四生姜，太阳寒水之邪，伤于肌肤之表者，从汗而解；入于躯壳之里者，不从汗而解。芩草人参三两行，

一两干姜枣十二，一连半夏半升量。

次男元犀按：太阳为寒水之经。寒水之气伤于外者，可从汗而解之；寒水之气入于里者，不能从汗解之。汗出解后，而所现之证俱属水气用事，为本条之的证，惟心下痞硬，为诸泻心法统共之证。陈平伯云：君生姜之辛温善散者，宣泄水气；复以干姜、参、草之甘温守中者，培养中州；然后以芩、连之苦寒者，涤热泄痞。名曰生姜泻心，赖以泻心下之痞，而兼擅补中散水之长也。倘无水气，必不用半夏、生姜之辛散；不涉中虚，亦无取干姜、参、草之补中。要知仲景泻心汤有五，然除大黄黄连泻心汤正治之外，皆随证加减之方也。

甘草泻心汤

治伤寒中风，医反下之，其人下利，日数十行，谷不化，腹中雷鸣，心下痞硬而满，干呕心烦不得安。医见心下痞，谓病不尽，复下之，其痞益甚。此非结热，但以胃中虚，客气上逆，故也。此方主之。

甘草四两　黄芩三两　干姜三两　半夏半升　黄连一两　大枣十二枚

上六味，以水一斗，煮取六升，去滓再煎。取三升。温服一升。日三服。

歌曰：

下余痞作腹雷鸣，甘四姜芩三两平，

一两黄连半升夏，枣枚十二效同神。

陈平伯曰：心下痞，本非可下之实热，但以妄下胃虚，客热内陷，上逆心下耳，是以胃气愈虚，痞结愈甚。夫虚者宜补，故用甘温以补虚；客者宜除，必藉苦寒以泄热。方中倍用甘草者，下利不止，完谷不化，此非禀九土之精者不能和胃而缓中。方名甘草泻心，见泄热之品得补中之力，而其用始神也。此《伊尹汤液》所制，治狐惑蚀于上部则声嗄者。方中有人参三两。

赤石脂禹余粮汤

治伤寒服汤药，下利不止，心下痞硬。服泻心汤已，复以他药下之，利不止。医以理中与之，利益甚。理中者，理中焦，此利在下焦，此方主之。复利不止者，当利其小便。

赤石脂一斤　太一禹余粮一斤

以上二味，以水六升，煮取二升，去滓。分三服。

歌曰：

赤石余粮各一斤，下焦下利此汤欣，

理中不应宜斯法，炉底填来得所闻。

张令韶曰：石性坠下，故以治下焦之利，非仅固涩也。下焦济泌别汁而渗入膀胱，故利不止者，又当利其小便，以分别其水谷焉。夫心下痞，属上、中二焦，此复言不特上中二焦不和而成，即下焦不和，而亦能成痞也。

柯韵伯曰：甘、姜、参、术，可以补中宫元气之虚，而不足以固下焦脂膏之脱。此利在下焦，故不得以理中之剂收功矣。然大肠之不固，仍责在胃；关门之不闭，仍责在脾。二石皆土之精气所结，实胃而涩肠，急以治下焦之标者，实以培中宫之本也。要知此证土虚而火不虚，故不宜于姜、附；若湿甚而虚不甚，复利不止者，故又当利小便也。

又曰：凡草木之药，皆禀甲乙之气，总不若禀戊己之化者，得同气相求之义，又有炉底补塞之功。

旋覆代赭汤

治汗吐下解后，心下痞硬，噫气不除者，此方主之。

旋覆花三两　代赭石一两　人参二两　甘草三两，炙　半夏半升　生姜五两　大枣十二枚

上七味，以水一斗，煮取六升，去滓，再煎取三升，温服一升，日三服。按《内台方》，代赭石五两，半夏只用二两。

歌曰：

五两生姜夏半升，草旋三两噫堪凭，

人参二两赭石一，枣十二枚力始胜。

俞麟州曰：此即生姜泻心汤之变法也。夫二条皆有心下痞硬句，而生姜泻心汤重在水气下趋而作利，旋覆代赭汤重在胃虚挟饮水气上逆而作噫。取治水气下趋而利者，必用生姜以散水；胃虚挟饮而噫者，必用赭石以镇逆。二条对勘，益见仲景制方之妙。

罗东逸云：此方治正气虚不归元，而承领上下之圣方也。盖发汗吐下后，邪虽去而胃气之亏损益多，胃气既亏，三焦亦因之而失职，阳无所归而不升，阴无所纳而不降。是以浊邪留滞，伏饮为逆，故心下痞硬，噫气不除。方中以人参、甘草养正补虚，姜、枣和脾养胃，所以定安中州者至矣。更以赭石得土气之甘而沉者，使之敛浮镇逆，领人参以归气于下；旋覆之辛而润者，用之开肺涤饮，佐半夏以蠲痰饮于上。苟非二物承领上下，则何能除噫气而消心下之痞硬乎？观仲景治下焦水气上凌振振欲擗地者，用真武汤镇之，利在下焦大肠滑脱者，用赤石脂禹余粮汤固之。此胃虚于中，气不及下，复用此法领之，而胸中转否为泰，其为归元固下之法，各极其妙如此。

桂枝人参汤

治太阳病外证未除，而数下之，遂协热而利，利下不止，心下痞硬，表里不解者，此方主之。

桂枝四两　人参三两　白术三两　干姜三两　甘草
四两

上五味，以水九升，先煮四味，取五升。纳桂枝，
更煮取三升，去滓。温服一升，日再，夜一服。

歌曰：

人参汤即理中汤，加桂后煎痞利尝，

桂草方中皆四两，同行三两术参姜。

蔚按：太阳外证未除而数下之，未有不致虚者，
里虚则外热内陷，故为协热利不止。协，合也，同也。
言但热不虚，但虚不热，皆不足以致此也。太阳之气
出入于心胸，今太阳主阳之气因误下而陷于下，则寒
水之阴气反居于阳位，故为心下痞硬，可与甘草泻心
汤条，此非热结，但以胃中虚客气上逆，故使"硬句"
互参。方用人参汤以治里虚，桂枝以解表邪，而煮法
桂枝后纳者，欲其于治里药中，越出于表，以解邪也。

沈丹彩曰：此与葛根黄连汤同一误下，而利不止
之证也。而寒热各别，虚实对待，可于此互参之。彼
因实热而用清邪，此因虚邪而从补正；彼得芩、连而
喘汗安，此得理中而痞硬解；彼得葛根以升下陷而利
止，此藉桂枝以解表邪而利亦止矣。

瓜蒂散

治病如桂枝证，头不痛，项不强，寸脉微浮，胸
中痞硬，气上冲咽喉，不得息者。此胸中有寒也，当

吐之。

瓜蒂一分，熬黄　赤小豆一分

上二味，各别捣，筛为散已，合治之。取一钱匕，以香豉一合，用热汤七合，煮作稀粥，去滓。取汁和散，温，顿服之。不吐者，少少加，得快吐乃止。诸亡血、虚家，不可用瓜蒂散。按：《内台方》有昏愦者亦不可用句。

歌曰：

病在胸中气分乖，咽喉息碍痞难排，

平行瓜豆还调豉，寸脉微浮涌吐佳。

蔚按：太阳之脉连风府，上头项。今云不痛不强者，不在经脉也。太阳之气，出入于心胸，今云胸中痞硬，气上冲咽喉不得息者，是邪气欲从太阳之气上越也。寸脉微浮者，气欲上越之象也。然欲越而不能剧越，其寒水之气不在经，亦不在表，而惟在胸中，故曰胸中寒。方取瓜蒂之苦涌，佐以赤小豆之色赤而性降，香豉之黑色而气升，能使心肾相交，即大吐之顷神志不愦，此所以为吐法之神也。又论云，病人手足厥冷，脉乍紧者，邪在胸中；心下满而烦，饥不能食者，病在胸中。当须吐也，宜瓜蒂散。诸家解互异，惟徐灵胎以邪在胸中阳气不能四达解之，甚为简妙。

黄芩汤

治太阳与少阳合病，自下利者，此方主之。

黄芩三两　　甘草二两，炙　　芍药二两　　大枣十二枚

上四味，以水一斗，煮取三升，去滓。温服一升。日再，夜一服。

黄芩加半夏生姜汤

治太阳与少阳合病，不下利而呕。

黄芩三两　　甘草二两，炙　　芍药二两　　半夏半升　生姜三两　　大枣十二枚

上六味，以水一斗，煮取三升，去滓。温服一升。日再，夜一服。

歌曰：

枣枚十二守成箴，二两芍甘三两芩。

利用本方呕加味，姜三夏取半升斟。

蔚按：仲景凡下利证，俱不用芍药。惟此方权用之，以泄陷里之热，非定法也。

张令韶曰：此治太阳与少阳合病而下利与呕也。合者，彼此合同，非如并者之归并于此也。太阳主开，少阳主枢；太阳不能从枢以外出，而反从枢以内陷，故下利。与黄芩汤清陷里之热，而达太阳之气于外。若呕者，少阳之枢欲从太阳之开以上达也，故加半夏、生姜，宣达其逆气，以助太阳之开。

黄连汤

治伤寒胸中有热，胃中有邪气，腹中痛，欲呕吐

者，此方主之。

　　黄连三两　甘草二两，炙　干姜三两　人参二两
桂枝三两　半夏半升　大枣十二枚

　　上七味，以水一斗，煮取五升，去滓。温服一升。
日三，夜二服。

　　歌曰：

　　腹疼呕吐藉枢能，少阳为枢。二两参甘夏半升，

　　连桂干姜各三两，枣枚十二妙层层。一本，甘草三两。

　　王晋三曰：此即小柴胡汤变法。以桂枝易柴胡，以
黄连易黄芩，以干姜易生姜。胸中热，呕吐，腹中痛者，
全因胃中有邪气，阻遏阴阳升降之机。故用人参、大枣、
干姜、半夏、甘草专和胃气，使入胃之后，听胃气之上
下敷布，交通阴阳，再用桂枝宣发太阳之气，载黄连从
上焦阳分泻热，不使其深入太阴，有碍虚寒腹痛。

桂枝附子汤

　　治伤寒八九日，风湿相搏，身体疼痛，不能自转
侧，不呕不渴，脉浮虚而涩者，此方主之。若其人大
便硬，小便自利者，去桂加白术主之。

　　桂枝四两　附子三枚，炮　大枣十二枚　生姜三两
甘草二两

　　上五味，以水六升，煮取二升，去滓。分温三服。

　　歌曰：

　　三姜二草附枚三，四桂同投是指南，

大枣方中十二粒，痛难转侧此方探。

此方药品与桂枝去芍药加附子汤同，但分两之轻重不同，其主治亦别。仲景方法之严如此也。

桂枝附子去桂加白术汤

即按上方加减，故论中云一方二法。

白术四两　　甘草二两　　附子三枚，炮　　大枣十二枚
生姜三两

上五味，以水七升，煮取三升，去滓，分温三服。初服，其人身如痹；半日许，复服之；三服尽，其人如冒状。勿怪。此以附子、术并走皮内逐水气，未得除，故使之尔。法当加桂四两。此本一方二法也。

歌曰：

大便如硬小便通，脉涩虚浮湿胜风，

即用前方须去桂，术加四两有神功。

身重痛不能转侧，风湿病也。前方治风胜于湿，此方治湿胜于风也。

蔚按：师云，伤寒八九日，风湿相搏，身体疼烦，不能自转侧者，风湿之邪盛也。湿淫于中，无上达之势，故不呕。湿为阴邪，无阳热之化，故不渴，邪胜则正虚，故脉浮虚而涩。但前方主桂枝，为风胜于湿；风为天之阳邪，主桂枝之辛以化之。后方去桂加术，为湿胜于风；湿为地之阴邪，主白术之苦以燥之。或问，苦燥之品不更令大便硬，小便自利乎？曰：太阴

湿土喜燥而恶湿，湿伤脾土，而不能输其津液以入胃，师所以去解表之桂，而加补中之术也，且湿既去，而风亦无所恋而自除。经方无不面面周到也。

甘草附子汤

治风湿相搏，骨节烦疼，掣痛不得屈伸，近之则痛剧；汗出短气，小便不利；恶风不欲去衣，或身微肿者，此方主之。

甘草二两　白术二两　桂枝四两　附子二枚，炮

上四味，以水六升，煮取三升，去滓。温服一升，日三服。初服得微汗则解。能食汗止复烦者，服五合。恐一升多者，宜服六七合为始。言初服始。

歌曰：

术附甘兮二两平，桂枝四两亦须明，

方中主药推甘草，风湿同驱要缓行。

宋本《金匮玉函经》：甘草、白术各三两。

王晋三曰：甘草附子汤，两表两里之偶药。风淫于表，湿流关节，治宜两顾。白术、附子，顾里胜湿；桂枝、甘草，顾表胜风。独以甘草冠其名者，病深关节，义在缓而行之，若驱之太急，风去而湿仍留，反遗后患矣。

白虎汤

治发汗后，大热不解，多汗出，不恶寒，大渴能

饮水者，此方主之。按：此条从《内台方》原文，与《伤寒论》稍异。

知母六两　石膏一斤，碎，绵裹　甘草二两，炙　粳米六合

上四味，以水一斗，煮米熟汤成，去滓。温服一升。日三服。

歌曰：

阳明白虎证辨非难大热，多汗，大渴饮水等为阳明证，易辨。难在阳邪背恶寒，论中"背恶寒"三字两见：一见于少阴证附子汤，一见于此汤。一寒一热，须辨于毫厘之间，为死生大关头。

知六膏斤甘二两，米加六合服之安。

蔚按白虎汤，《伤寒论》凡三见：太阳条治脉浮滑；厥阴条治脉滑而厥；又治三阳合病，腹满，身重难以转侧，口不仁而面垢，谵语遗尿等证。而原本此方列于太阳条"甘草附子汤"之下者，言外见风寒湿燥火之气，俱括于太阳之内，且下一条"炙甘草汤"，亦即润燥之剂，可知《伤寒论》非止治风寒二气也。

柯韵伯曰：阳明邪从热化，故不恶寒而恶热；热蒸外越，故热汗自出；热灼胃中，故渴欲饮水；邪盛而实，故脉滑，然犹在经，故兼浮也。盖阳明属胃，外主肌肉，虽有大热而未成实，终非苦寒之味所能治也。石膏辛寒，辛能解肌热，寒能胜胃火，寒性沉降，辛能走外，两擅内外之能，故以为君；知母苦润，苦以泄火，润以滋燥，故以为臣；用甘草、粳米，调和

于中宫，且能土中泻火，作甘稼穑，寒剂得之缓其寒，苦药得之化其苦，使沉降之性皆得留连于中也，得二味为佐，庶大寒之品无伤脾胃之虑也。煮汤入胃，输脾归肺，大烦大渴可除矣。白虎为西方金神，所以名汤，秋金得令而炎暑自解矣。

炙甘草汤

治伤寒脉结代，心动悸者，主之。

甘草四两，炙　桂枝三两　生姜三两　人参二两
阿胶二两　大枣三十枚　麻仁半升　麦冬半升　生地一斤

上九味，以清酒七升，水八升，先煮八味，取三升，去滓。纳胶烊消尽。温服一升。日三服。又名复脉汤。

歌曰：
结代脉须四两甘，枣枚三十桂姜三，
半升麻麦一斤地，二两参胶酒水涵。

蔚按：周禹载云，本条不言外证，寒热已罢可知；不言内证，二便自调可知。第以病人，正气大亏，无阳以宣其气，更无阴以养其心，此脉结代、心动悸所由来也。方中人参、地黄、阿胶、麦冬、大枣、麻仁，皆柔润之品以养阴，必得桂枝、生姜之辛以行阳气，而结代之脉乃复。尤重在炙甘草一味，主持胃气以资脉之本原，佐以清酒使其捷行于脉道也。其煮法用酒七升、水八升，只取三升者，以煎良久，方得炉底变

化之功，步步是法。要之，师第言结代者用此方以复
之，非谓脉脱者以此方救之也。学者切不可泥其方名，
致误危证。推之孙真人制生脉散，亦因其命名太夸，
庸医相沿，贻害岂浅鲜哉！

　　男元犀按：此证必缘发汗过多所致。汗为心液，
心液伤则血虚不能养心，故心动悸；心液伤则血不能
荣脉，故脉结代。取地黄、阿胶等，为有形之品，补
有形之血，另立法门。

卷 五

阳 明 方

大承气汤

治阳明病大实大满，大便不通，腹痛大热，其脉沉实者，此方主之。此《内台方》原文与《伤寒论》大同小异。

芒硝三合，《内台方》三两　大黄四两，酒洗　枳实五枚，炙　厚朴半斤，去皮，炙

上四味，以水一斗，先煮枳、朴，取五升，去滓。纳大黄，煮取二升，去滓。纳芒硝，更上微火一两沸。分温再服。得下，余勿服。

歌曰：

大黄四两朴半斤，枳五硝三急下云，

朴枳先熬黄后入，去滓硝入火微熏。

蔚按：承气汤有起死回生之功，惟善读仲景书者方知其妙。俗医以滋润之芝麻油、当归、火麻仁、郁李仁、肉苁蓉代之，徒下其粪而不能荡涤其邪，则正气不复；不能大泻其火，则真阴不复，往往死于粪出

之后。于是咸相戒曰，润肠之品，且能杀人，而大承气汤，更无论矣。甚矣哉！大承气汤之功用，尽为那庸耳俗目所掩也。

张隐庵曰：伤寒六经，止阳明、少阴有急下证。盖阳明秉悍热之气，少阴为君火之化。在阳明而燥热太甚，缓则阴绝矣；在少阴而火气猛烈，勿戢将自焚矣。非肠胃之实满也。若实在肠胃者，虽十日不更衣，无所苦也。仲师所云急下六证，若究省不到不敢急下，致病此者鲜有能生之。且予尝闻之曰，痞、满、燥、实、坚五证皆备，然后可下。噫，当下者全不在此五证。

小承气汤

治阳明病潮热，大便难，脉沉而滑，及内实腹痛者，此方主之。《内台方》原文。

大黄四两　厚朴二两，炙，去皮　枳实三枚，炙

上三味，以水四升，煮取一升二合，去滓。分温二服。初服汤，当更衣；不尔者，尽饮之；若更衣者，勿服之。

歌曰：

朴二枳三四两黄，小承微结好商量，

长沙下法分轻重，妙在同煎切勿忘。

男元犀按：三承气俱阳明之正方。调胃承气，其方已载于"太阳篇"，故不复列。《伤寒论》云：阳明

病不吐不下心烦者，可与调胃承气汤。言阳明病者，胃不和也；言不吐不下者，胃不虚也。胃络上通于心，阳明之燥火与少阴之君火相合，故心烦。可与此汤，解见太阳本方下。至于大承气，取急下之义。阳明谵语潮热，胃中有燥屎五六枚；及二阳并病潮热，及阳明下后心中懊恼而烦，胃有燥屎；及大下后六七日不大便，烦不解，腹满痛，本有宿食；及少阴证口燥舌干，或自利清水色纯青等证。俾奏功于顷刻。小承气，取微和胃气，勿令大泄下之义。阳明病热未潮，大便不硬，恐有燥屎，少与此汤，转矢气者，可与大承气攻之，若不转矢气者，不与；及太阳病汗吐下后，微烦，小便数，大便因硬者，令邪去而正不伤。论中逐条具有深义。

张令韶云：胃与大肠、小肠交相贯通者也。胃接小肠，小肠接大肠。胃主消磨水谷，化其精微，内灌溉于脏腑，外充益于皮毛，其糟粕下入于小肠，小肠受其糟粕，复加运化，传入于大肠，大肠方变化传导于直肠而出。故曰：小肠者，受盛之官，化物出焉；大肠者，传道之官，变化出焉。是大承气者，所以通泄大肠，而上承热气者也；故用朴、实以去留滞，大黄以涤腐秽，芒硝上承热气。小承气者，所以通泄小肠，而上承胃气者也；故曰微和胃气，是承制胃腑太过之气者也。不用芒硝而亦名承气者以此。若调胃承气，乃调和胃气而上承君火之热者也，以未成糟粕，故无用枳、朴之消留滞。此三承气之义也。承者，制也，谓制其太过之气也。故曰：亢则害，承乃制。

柯韵伯曰：诸病皆因于气。秽物之不去，由于气之不顺也。故攻积之剂，必用气分之药，因以承气名汤。方分大小，有二义焉：厚朴倍大黄，是气药为君，名大承气；大黄倍厚朴，是气药为臣，名小承气。味多性猛，制大其服，欲令大泄下也；味寡性缓，制小其服，欲微和胃气也。大小之分以此。且煎法更有妙义：大承气用水一斗煮枳朴，取五升，纳大黄，再煮，取二升，去滓，纳芒硝。何哉？盖生者气锐而先行，熟者气钝而和缓。仲景欲使芒硝先化燥屎，大黄继通地道，而后枳朴除其痞满。若小承气，以三味同煎，不分次第。同一大黄而煎法不同，此可见微和之义也。

按：张宪公云，承者，以卑承尊而无专成之义。天尊地卑，一形气也；形统于气，故地统于天；形以承气，故地以承天。胃，土也，坤之类也；气，阳也，乾之属也。胃为十二经之长，化糟粕，运精微，而成传化之府，岂专以块然之形，亦惟承此乾行不息之气耳。汤名承气，确有取义，非取顺气之义也。宪公此解，超出前人。惜其所著《伤寒类疏》未刊行世。宪公讳孝培，古吴人也。

猪苓汤

治渴欲饮水，小便不利，脉浮；发热者主之。

猪苓一两　茯苓一两　泽泻一两　滑石一两　阿胶一两

上五味，以水四升，先煮四味取二升，去滓。纳阿胶，烊消。温服七合。日三服。

歌曰：

泽胶猪茯滑相连，咳呕心烦渴不眠，

煮好去滓胶后入，育阴利水法兼全。

述　此汤与五苓之用，有天渊之别。五苓散治太阳之本，太阳司寒水，故加桂以温之，是暖肾以行水也。此汤治阳明、少阴结热，二经两关津液，惟取滋阴以行水。盖伤寒表证最忌亡阳，而里热又患亡阴。亡阴者，亡肾中之阴与胃之津液也。若过于渗利，则津液反致耗竭。方中阿胶，即从利水中育阴，是滋养无形以行有形也。故仲景云，汗多胃燥，虽渴而里无热者，不可与也。

蜜煎导方

治阳明病自汗出，若发汗，小便自利者，此为津液内竭，而大便虽硬，不可攻之，当须自欲大便，宜蜜煎导而通之。若土瓜根及与大猪胆汁；皆可为导也。《内台方》原文。

蜜七合

一味，于铜器内微火煎之。稍凝如饴状，搅之，勿令焦著，欲可丸。并手捻作挺，令头锐大如指，长二寸许。当热时急作，冷则硬。以纳谷道中，以手急抱。欲大便时乃去之。"著"字，《正韵》直略切。粘也。

猪胆汁方

大猪胆一枚，泻汁，和醋少许，以灌谷道中。如一食顷，当大便。出宿食恶物，甚效。原本无宿食一句。近本增之，必有所据。

歌曰：

蜜煎熟后样如饴，温纳肛门法本奇，

更有醋调胆汁灌，外通二法审谁宜。

蔚按：津液内竭，便虽硬而不宜攻。取蜜之甘润，导大肠之气下行。若热结于下，取猪为水畜以制火，胆为甲木以制土，引以苦酒之酸收，先收而后放，其力始大。其宿食等有形之物一下，而无形之热亦荡涤无余矣。

按：《内台方》云，将蜜于铜器内微火煎之，稍凝似饴状，搅之勿令焦，滴水中坚凝，可用。蘸皂角末捻作挺，以猪胆汁或油润谷道，纳之，少顷欲大便，乃去之。又猪胆汁方：以猪胆汁二枚，以小竹管插入胆口，留一截用油润，纳入谷道中，以手将胆捻之，其汁自内出。一食顷，当大便下。又用土瓜根，削如指状，蘸猪胆汁，纳入谷道中，亦可用。

茵陈蒿汤

治阳明病发热汗出，此为热越，不能发黄也。但头汗出，身无汗，剂颈而还，小便不利，渴欲引水浆者，此为瘀热在里，身必发黄，此方主之。又，伤寒七八日，身黄如橘子色，小便不利，腹微满者，此方主之。

茵陈蒿六两　栀子十四枚　大黄二两，去皮

上三味，以水一斗，先煮茵陈，减六升。纳二味，煎取三升，去滓。分温三服。小便当利，尿如皂角汁状，色正赤。一宿腹减，黄从小便去也。

歌曰：

二两大黄十四栀，茵陈六两早煎宜，

身黄尿短腹微满，解自前阴法最奇。

柯韵伯曰：太阳阳明俱有发黄证。但头汗出而身无汗，则热不得外越；小便不利，则热不得下利，故瘀热在里而发黄。按：太阳之发黄，乃太阳之标阳下合太阴之湿气；阳明之发黄，亦阳明之燥热内合太阴之湿化。若止病本气，不合太阴，则不发黄。故曰：太阴者身当发黄，若小便自利者，则不能发黄也。张令韶之说最妙。然里有不同，肌肉是太阳之里，当汗而发之，故用麻黄连翘赤小豆汤。按：柯韵伯移此方于"太阳篇"，亦有见解。然原本系是阳明，圣经必不可擅改。心胸是太阳之里、阳明之表，当寒以胜之，故用栀子柏皮汤，乃清火法。肠胃是阳明之里，当泻之于内，故立本方，是逐秽法。茵陈禀北方之色，经冬不凋，傲霜凌雪，偏受大寒之气，故能除热邪留结。率栀子以通水源，大黄以调胃实，令一身内外瘀热，悉从小便而出。腹满自减，肠胃无伤，乃合引而竭之之法。此阳明利水之圣剂也。又按，仲景治阳明渴饮有三法："太阳篇"之五苓散，微发汗以散水气者，不与焉。若大渴烦躁，小便自利者，白虎汤加参，清火而生津；脉浮发热，小便不利者，猪苓汤滋阴以利水。若小便不利而发黄、腹满者，茵陈汤以泄热，令黄从小便出。病情治法，胸有成竹矣。窃思仲景利小便必用气化之品，通大便必用承气之品，以小便由于气化也。兹小便不利，不用二苓者何？本论云，阳明病汗出多而渴者，不可与猪苓汤，以汗多胃中燥，猪苓汤复利小便故也。须知阳明汗出多而渴者，不可用；则汗不出而渴者，津液先虚，更不可用明矣。此主以推陈致新之茵陈，佐以屈曲下行之栀子，不用枳朴以承气与芒硝之峻利，则大黄但能润汤泄热，缓缓而行，故必一宿而腹始减，黄从小便去而不由大肠去。仲景立法之奇，匪彝所思耳！

吴茱萸汤

见下少阴方

麻仁丸

治跌阳脉浮而涩，浮则胃气强，涩则小便数，浮涩相搏，大便则难，其脾为约。此方主之。

麻仁二升　芍药半斤　枳实半斤，炙　大黄一斤，去皮　厚朴一尺，去皮，炙　杏仁一升，去皮尖，熬，研作脂

上六味，为末，炼蜜为丸，如梧桐子大。每服十丸，渐加，以知为度。

歌曰：

一升杏子二升麻，枳芍半斤效可夸，

黄朴一斤丸饮下，缓通脾约是专家。

一本，厚朴亦是一斤。

男元犀按：脾为胃行其津液也。今胃热而津液枯，脾无所行而为穷约，故取麻仁、杏仁多脂之物以润燥，大黄、芍药苦泄之药以破结，枳实、厚朴顺气之药以行滞。以蜜为丸者，治在脾而取缓，欲脾不下泄其津液，而小便数已还津液于胃中，而大便难已也。

蔚按：古今权量尺寸不同。考之《内台方》，麻仁四两，杏仁六两，芍药、枳实各三两，厚朴三两，大黄八两，炼蜜丸如梧桐子大，熟水下五十丸。

栀子柏皮汤

治伤寒身发黄发热。

栀子十五枚　甘草一两　黄柏二两

上三味，以水四升，煮取一升半，去滓，分温再服。

歌曰：

里郁业经向外驱，身黄发热四言规，_{身黄发热之外无他证。}

草须一两二黄柏，十五枚栀不去皮。

麻黄连翘赤小豆汤

治伤寒瘀热在里，身必发黄，此汤主之。

麻黄二两，去节　连翘二两　赤小豆一升　甘草二两　生梓白皮一升。一本一斤，《内台》三两　杏仁四十枚，去皮尖　大枣十二枚　生姜二两

上八味，以潦水一斗，先煎麻黄数沸，去上沫。纳诸药，煮取三升，去滓。分温三服，半日服尽。

歌曰：

黄病姜翘二两麻，一升赤豆梓皮夸，

枣须十二能通窍，四十杏仁二草嘉。

蔚按：栀子柏皮汤，治湿热已发于外，只有身黄发热，而无内瘀之证。此治瘀热在里，迫其湿气外蒸而为黄也。麻黄能通泄阳气于至阴之下以发之；加连翘、梓皮之苦寒以清火；赤小豆利水以导湿；杏仁利肺气而达诸药之气于皮毛；姜、枣调营卫以行诸药之气于肌腠；甘草奠安太阴，俾病气合于太阴而为黄者，

仍助太阴之气，使其外出，下出而悉出也。潦水者，雨后水行洿地，取其同气相求，地气升而为雨，亦取其从下而上之义也。

少　阳　方

小柴胡汤

本论无方。此方列于《太阳篇》中，今补其方名。

论以口苦，咽干，目眩为提纲。言少阳之上，相火主之。少阳为甲木，诸风掉眩，皆属于木。主风主火，言少阳之气化也。

论云：少阳中风，两耳无所闻，目赤，胸中满而烦。不可吐下，吐下则悸而恐。此言少阳自受之风邪也。

论云：脉弦细，头痛发热者，属少阳。少阳不可发汗，发汗则谵语。此属胃，胃和则愈，胃不和则烦而悸。此言少阳自受之寒邪也。

论云：本太阳病不解，转属少阳，胁下硬满，干呕不能食，寒热往来，尚未吐下，脉沉紧者，与小柴胡汤。此邪从太阳转属，仍达太阳之气从枢以外出也。

论云：若已吐下发汗，温针谵语，柴胡证罢，此为坏病。知犯何逆，以法治之。此言当审汗、吐、下、温针四者之逆而救之也。

少阳未列专方，当于"太阳"、"阳明"篇求之。

太 阴 方

论云：太阴之为病，腹满而吐，食不下，自利益甚，时腹自痛。若下之，必心下结硬。此总论太阴气之为病也。

论又云：太阴病，脉浮，可发汗，宜桂枝汤。

论云：自利不渴者，属太阴也。其脏有寒故也。当温之，宜四逆辈。此二节，言太阴病在外者宜桂枝以解肌；在内者不渴，无中见之燥化，属本脏有寒，宜四逆辈。曰"辈"者，理中汤、丸等温剂俱在其中也。

论云：伤寒脉浮而缓，手足自温者，系在太阴。太阴当发身黄，若小便自利者不能发黄。至七八日，虽暴烦下利，日十余行，必自止，以脾家实腐秽当去故也。此言太阴寒证外亦有热证也。经云：太阴之上，湿气主之，中见阳明。若不得中见之化，则为脏寒之病；若中见太过，湿热相并，又为发黄之证。小便自利者不发黄。至七八日，骤得阳热之化故暴烦，阴湿在内故下利，然下利虽甚亦当自止。所以然者，以太阴中见热化，脾家实，仓廪之腐秽，当自去也。

论云：本太阳病，医反下之，因以腹满时痛者，属太阴也，桂枝加芍药汤主之；大实痛，桂枝加大黄主之。此言误下转属之证也。又云，太阴为病，脉弱，其人续自便利，设当行大黄、芍药者，宜减之，以其人胃弱易动故也。此承上节脾家实宜芍药、大黄以行腐秽，而脉弱者，大便陆续而利出，宜减芍药、大黄以存胃气。甚矣！伤寒之治，首重在胃气也。

桂枝加芍药汤

治太阳病反下之，因而腹满时痛者。

桂枝三两　芍药六两　甘草二两　生姜三两　大枣十二枚

上五味，以水七升，煮取三升，去滓。分温三服。

桂枝加大黄汤

治太阳病反下之，因而大实痛者。

即前方加大黄二两

歌曰：

桂枝倍芍转输脾，泄满升邪止痛宜，

大实痛因反下误，黄加二两下无疑。

述　桂枝加芍药汤，倍用芍药之苦降，能令桂枝深入于至阴之分，举误陷之邪，而腹痛自止。桂枝加大黄者，以桂、姜升邪，倍芍药引入太阴，鼓其陷邪，加大黄运其中枢，通地道，去实满，枣、草助转输，使其邪悉从外解下行，各不相背。

少 阴 方

论云：少阴之为病，脉微细，但欲寐也。此以少阴标本水火阴阳之气，见于脉证者为提纲也。《内经》云：少阴之上，君火主之。又云：阴中之阴肾也。少阴本热而标寒，上火而下水，神之变，精之处也。论中言少阴自得之病，或得太阳之标，或得君火之化，或得水阴之气；或在于表，或在于里；或在于经，或归于中土。俱明神机枢转，上下出入之至理。故其方，亦寒热攻补表里之不同。

大承气汤

见阳明篇

麻黄附子细辛汤

治少阴病始得之，反发热，脉沉者，此方主之。

麻黄二两　细辛二两　附子一枚，炮

上三味，以水一斗，先煮麻黄减二升，去上沫。纳诸药，煮取三升，去滓。温服一升。日三服。

歌曰：

麻黄二两细辛同，附子一枚力最雄，

始得少阴反发热，脉沉的证奏奇功。

蔚按：少阴病始得之，是当无热，而反发热，为太阳标阳外呈，脉沉为少阴之生气不升。恐阴阳内外不相接，故以熟附子助太阳之表阳而内合于少阴，麻黄、细辛启少阴之水阴而外合于太阳。须知此汤非发汗法，乃交阴阳法。

麻黄附子甘草汤

治少阴病得之二三日，微发汗，以二三日无里证，故微发汗也。此方主之。

麻黄二两　附子一枚，炮　甘草二两，炙

上三味，以水七升，先煮麻黄一两沸，去上沫。纳诸药，煮取三升，去滓。温服一升。日三服。

歌曰：

甘草麻黄二两佳，一枚附子固根荄，

少阴得病二三日，里证全无汗岂乖。

蔚按：少阴病自始得以至二三日，无下利厥逆大寒之里证，又无心中烦、不得卧热化之里证，又无口燥咽干，自利清水，腹胀、不大便、当急下之里证，可知病少阴而得太阳之表热。非汗不解，而又恐过汗以伤心肾之真液，故于前方去细辛，加甘草之补中，取中焦水谷之津而为汗，则内不伤阴，邪从汗解矣。须知此汤变交阴阳法为微发汗法。

黄连阿胶汤

治少阴病得之二三日以上，心中烦，不得卧者，主之。

黄连四两　黄芩一两　芍药二两　阿胶三两　鸡子黄二枚

上五味，以水六升，先煮三物，取二升，去滓。纳胶烊尽，小冷。纳鸡子黄，搅令相得。温服七合。日三服。

歌曰：

四两黄连三两胶，二枚鸡子取黄敲，

一芩二芍心烦治，更治难眠睫不交。

男元犀按：少阴病但欲寐为提纲。此节云心中烦不得卧，是但欲寐之病情而变为心中烦，可知水阴之气不能上交于君火也。心烦之极而为不得卧，可知君火之气不能下入于水阴也。此为少阴热化之证。方中用黄连、黄芩之苦寒以折之，芍药之苦平以降之，又以鸡子黄补离中之气，阿胶补坎中之精，俾气血有情之物，交媾其水火，斯心烦止而得卧矣。此回天手段。

附子汤

治少阴病一二日，口中和，其背恶寒者，当灸之，宜此方主之。又少阴病身体疼，手足寒，骨节痛，脉沉者，此方主之。

附子二枚，生用　茯苓三两　人参二两　白术四两芍药三两上五味，以水八升，煮取三升，去滓。温服一升，日三服。

歌曰：

生附二枚附子汤，术宜四两主斯方，

芍苓三两人参二，背冷脉沉身痛详。

蔚按：论云：少阴病得之一二日，口中和，其背恶寒者，当灸之，宜此汤。此治太阳之阳虚，不能与少阴之君火相合也。又云，少阴病身体痛，手足寒，骨节疼，脉沉者，宜此汤。此治少阴君火内虚，神机不转也。方中君以生附子二枚，益下焦水中之生阳，以达于上焦之君火也；臣以白术者，以心肾藉中土之气而交合也；佐以人参者，取其甘润以济生附之大辛；又佐以芍药者，取其苦降以泄生附之大毒也。然参、芍皆阴分之药，虽能化生附之暴，又恐其掣生附之肘，当此阳气欲脱之顷，杂一点阴柔之品便足害事，故又使以茯苓之淡渗，使参、芍成功之后，从小便而退于无用之地，不遗余阴之气以妨阳药也。师用此方，一以治阳虚，一以治阴虚。时医开口辄言此四字，其亦知阳指太阳，阴指少阴，一方统治之理乎？

桃花汤

治少阴病下利便脓血者，此方主之。又，少阴病二三日，腹痛，小便不利，下利不止，便脓血者，主之。

赤石脂一斤，一半全用，一半筛末　干姜一两　粳米一升

上三味，以水七升，煮米令熟，去滓。纳石脂末方寸匕。日三服。若一服愈，余勿服。

歌曰

一升粳米一斤脂，脂半磨研法亦奇，

一两干姜同煮服，少阴脓血是良规。

张令韶曰：少阴病下利脓血，桃花汤主之。此感少阴君火之热，不病无形之气化，而病有形之经脉也。经谓心之合脉也；又谓阴络伤则便血。赤石脂色赤而性涩，故能止下利脓血；干姜、粳米温补中焦，以资养血脉之源，所以治之。论又云，少阴二三日到四五日，腹痛，小便不利，下利不止，便脓血者，桃花汤主之。此言二三日至四五日，值太阴主气之期，而脾络不通则为腹痛；脾络不通不能转输，则为小便不利；小便不利则水谷不分，则为利不止；阴络伤则为脓血。石脂为山之血脉凝结而成，故治经脉之病。下节言便脓血可刺者，所以申明病在经脉之义也。

吴茱萸汤

治厥阴病，干呕吐涎沫，头痛者主之。又，少阴病吐利，手足厥冷，烦躁欲死者主之。又，食谷欲呕者，属阳明也，吴茱萸汤主之。得汤反剧者，属上

焦也。

　　吴茱萸一升，洗　　人参三两　　生姜六两　　大枣十二枚

　　上四味，以水七升，煮取二升，去滓。温服七合。
日三服。

　　歌曰：

升许吴萸三两参，生姜六两救寒侵，

枣投十二中宫主，吐利头疼烦躁寻。

　　蔚按：少阴之脏，皆本阳明之水谷以资生，而复
交会于中土。若上吐下利，则中土大虚，中土虚则气
不行于四末，故手足逆冷；中土虚，不能导手少阴之
气而下交，则为烦；不能引足少阴之气而上交，则为
躁，甚则烦躁欲死。方用吴茱萸之大辛大温，以救欲
绝之阳。佐人参之冲和以安中气，姜、枣和胃以行四
末。师于不治之证不忍坐视，专求阳明，是得绝处逢
生之妙。所以与通脉四逆汤、白通加猪胆汁汤三方鼎
峙也。论云：食谷欲呕者，属阳明也，吴茱萸汤主之。
又云，干呕吐涎沫，头痛者，吴茱萸汤主之。此阳明
之正方也。或谓吴茱萸降浊阴之气，为厥阴专药，然
温中散寒，又为三阴并用之药。而佐以人参、姜、枣，
又为胃阳衰败之神方。昔贤所以有"论方不论药"之
训也。

猪肤汤

治少阴病下利，咽痛，胸满心烦者主之。

猪肤一斤

上一味，以水一斗，煮取五升，去滓；加白蜜一升、白粉①五合，熬香，和令相得。温分六服。

歌曰：

斤许猪肤斗水煎，水煎减半滓须捐，

再投粉<small>白粉五合</small>蜜<small>白蜜一升</small>熬香服，烦利咽痛胸满痊。

张令韶曰：此方合下四方，皆以少阴主枢，旋转内外，无有止息，逆则病也。夫少阴上火下水而主枢机，下利者，水在下而火不得下济也；咽痛者，火在上而水不得上交也；上下水火不交，则神机枢转不出，故胸满；神机内郁，故心烦。猪为水畜，肤取其遍达周身，从内而外，亦从外而内之义也。蜜乃稼穑之味，粉为五谷之精。熬香者，取香气助中土以交合水火，转运枢机者也。

甘草汤

治少阴咽痛者。

甘草二两，生用

上一味，以水一升，煮取升半，去滓。分温再服。

歌曰：

甘草名汤咽痛求，方教二两不多收，

后人只认中焦药，谁识少阴主治优。

---

① 白粉：即米粉。

后贤童便隔汤炖服，甚见超妙。

桔梗汤

治少阴咽痛，与甘草不差者，与桔梗汤。

桔梗一两　甘草二两

上二味，以水三升，煮取一升，去滓。分温再服。

歌曰：

甘草汤投痛未瘥，桔加一两莫轻过，

奇而不效须知偶，好把经文仔细哦。

述　少阴之脉，从心系上挟咽。二三日，乃三阳主气之期，少阴君火外合三阳上循经脉，故咽痛。甘草生用，能清上焦之火而调经脉者。不差，与桔梗汤以开提肺气，不使火气壅遏于会厌狭隘之地也。

苦酒汤

治少阴咽中伤，生疮，不能言语，声不出者主之。

半夏洗，破，十四枚　鸡子一枚，去黄

上二味，纳半夏著苦酒中。以鸡子壳置刀环中，安火上，令三沸，去滓。少少含咽之。不差，更作三剂。

歌曰：

生夏一枚十四开，洗、破，十四枚鸡清苦酒搅几回，

刀环捧壳煎三沸，咽痛频吞绝妙哉。

蔚按：一鸡子壳之小，安能纳半夏十四枚之多？

近刻以讹传讹，即张令韶、张隐庵、柯韵伯之明，亦仍之。甚矣！耳食之为害也。余考原本，半夏洗、破十四枚，谓取半夏一枚，洗去其涎，而破为十四枚也。原本"破"字模糊，翻刻落此一字，以致贻误至今，特正之。

张令韶曰：此治少阴水阴之气，不能上济君火也。君火在上，热伤经络，故咽中伤、生疮。经曰：诸痛疮痒，皆属心火是也。在心主言，在肺主声，皆由肾间之生气所出。少阴枢机不能环转而上达，故不能言语声不出也。张隐庵有云，人之声音，藉阴中之生气而出。半夏生于夏半，感一阴之气而生，故能开发声音；破十四枚者，七为奇数，偶七而成十四，是偶中之奇，取阴中之生阳也。鸡卵属金而白象天，肺主金主天，助肺以滋水之上源也。刀为金器，环声还也，取金声环转之义也。苦酒醋也，书曰："曲直作酸"。经曰：少阳属肾。一以达少阳初生之气，一以金遇木击而鸣矣。火上三沸者，金遇火而三伏，三伏已过，金气复矣。枢转利，水气升，金气清，则咽痛愈而声音出矣。

半夏散及汤

治少阴咽中痛者主之。

半夏洗　桂枝　甘草

上三味，等分，各别捣，筛已，合治之。白饮和服方寸匕。日三服。不能散服者，以水一升，煎七沸。纳散两方寸匕，更煎三沸。下火，令少冷，少少咽之。

歌曰：

半夏桂甘等分施，散须寸匕饮调宜，

若煎少与当微冷，咽痛求枢<small>少阴主枢，其气逆于经脉，不能环转四散，故痛咽</small>。法亦奇。

蔚按：少阴主枢，热气不能从枢而出，逆于经脉而咽痛，为甘草汤证。寒气不能从枢而出，逆于经脉而咽中痛，为半夏散及汤证。半夏运枢，桂枝解肌，甘草缓痛，和以白饮者，即桂枝汤啜粥之义。从中以达外，俾内外之经脉通，而少阴之枢机出入矣。如咽痛不能服散，以汤少少咽之，取其轻捷，即汤亦同于散也。

白通汤

治少阴病下利者，此方主之。

葱白<small>四茎</small>　干姜<small>一两</small>　附子<small>一枚，生用</small>

上三味，以水三升，煮取一升，去滓。分温再服。

白通加猪胆汁汤

治少阴病下利，脉微者，与白通汤；利不止，厥逆无脉，干呕而烦者，此方主之。服汤已，脉暴出者，死；脉微续者，生。

白通汤中，加猪胆汁<small>一合</small>　人尿<small>五合</small>　无胆汁亦可。

上，如法汤成。纳猪胆汁、人尿，和令相得，温服。

歌曰：

葱白四茎一两姜，全枚生附白通汤，

脉微下利肢兼厥，干呕心烦尿胆襄。

人尿五合，猪胆汁一合。

男元犀按：白通汤主少阴水火不交，中虚不运者也。用生附启水脏之阳，以上承于心；葱白引君主之火，以下交于肾；干姜温中焦之土，以通上下。上下交，水火济，中土和，利自止矣。

蔚按：白通加猪胆汁汤，张令韶之注甚妙。令韶谓，脉始于足少阴肾，主于手少阴心，生于足阳明胃。诚见道之言。少阴下利脉微者，肾脏之生阳不升也。与白通汤以启下陷之阳。若利不止，厥逆无脉，干呕烦者，心无所主，胃无所生，肾无所始也。白通汤三面俱到，加胆汁、人尿调和后入，生气俱在，为效倍速，苦咸合为一家。入咽之顷，苦先入心，即随咸味而直交于肾，肾得心君之助，则生阳之气升，又有附子在下以启之，干姜从中而接之，葱白自上以通之，利止厥回，不烦不呕，脉可微续，危证必仗此大方也。若服此汤后，脉不微续而暴出，灯光之回焰，吾亦无如之何矣！

真武汤

见上第三卷太阳方

通脉四逆汤

治少阴病下利清谷，里寒外热，手足厥冷，脉微欲绝，身反不恶寒，其人面色赤，或腹痛，或干呕，或咽痛，或利止脉不出者，此方主之。

甘草三两　干姜三两，强人四两　附子一枚，生用

上三味，以水三升，煮取一升二合，去滓，分温再服。其脉即出者愈。面色赤者，加葱九茎；腹中痛者，去葱，加芍药二两；呕者，加生姜二两；咽疼者，去芍，加桔梗一两；利止脉不出者，去桔梗，加人参二两。

歌曰：

一枚生附草姜三，招纳亡阳此指南，

外热里寒面赤厥，脉微通脉法中探。

一本，甘草止用二两。

通脉四逆汤加减法：

加减歌曰　面赤加葱茎用九，腹痛去葱真好手；葱去换芍二两加，呕者生姜二两偶；咽痛去芍桔须加，桔梗一两循经走；脉若不出二两参，桔梗丢开莫掣肘。

参各家说：阳气不能运行，宜四逆汤；元阳虚甚，宜附子汤；阴盛于下，格阳于上，宜白通汤；阴盛于

内，格阳于外，宜通脉四逆汤。盖以生气既离，亡在顷刻，若以柔缓之甘草为君，岂能疾呼散阳而使返耶？故倍用干姜，而仍不减甘草者，恐散涣之余，不能当姜、附之猛，还藉甘草以收全功也。若面赤者，虚阳上泛也，加葱白引阳气以下行；腹中痛者，脾络不和也，去葱加芍药以通脾络；呕者，胃气逆也，加生姜以宣逆气；咽痛者，少阴循经上逆也，去芍药之苦泄，加桔梗之开提；利止脉不出者，谷气内虚，脉无所禀而生，去桔梗加入参以生脉。

四逆散

治少阴四逆，其人或咳，或悸，或小便不利，或腹中痛，或泄利下重者主之。

甘草　枳实　柴胡　芍药

上四味，各十分，捣筛。白饮和服方寸匕，日三服。咳者，加五味子、干姜各五分，并主下利；悸者，加桂枝五分；小便不利者，加茯苓五分；腹中痛者，加附子一枚，炮令坼；泄利下重者，先以水五升，（煮）薤白三升，煮取三升，去滓，以散三方寸匕纳汤中，煮取一升半，分温再服。上一"煮"字，衍文。

歌曰：
枳甘柴芍数相均，热厥能回察所因，
白饮和匀方寸匕，阴阳顺接用斯神。

四逆散加减法：

加减歌曰　咳加五味与干姜，五分去声平行为正路，下利之病照此加，辛温酸收两相顾。悸者桂枝五分去声加，补养心虚为独步；小便不利加茯苓，五分去声此方为法度；腹中痛者里气寒，炮附一枚加勿误；泄利下重阳郁求，薤白三升水煮具，水用五升取三升，去薤纳散寸匕数，再煮一升有半成，分温两服法可悟。

张令韶曰：凡少阴病四逆，俱为阳气虚寒，然亦有阳气内郁，不得外达而四逆者，又宜四逆散主之。枳实形圆臭香，胃家之宣品也，所以宣通胃络。芍药疏泄经络之血脉，甘草调中，柴胡启达阳气而外行，阳气通而四肢温矣。若咳者，肺寒气逆也，用五味、干姜温敛肺气；并主下利者，温以散之，酸以收之也。悸者，心气虚也，加桂枝以保心气。小便不利者，水道不行也，加茯苓以行水。腹中痛者，里寒也，加附子以温寒。泄利下重者，阳气郁于下也，用薤白以通阳气也。

卷 六

厥 阴 方

乌梅丸

治伤寒脉微而厥，至七八日肤冷，其人躁无暂安时者，此为脏厥，非蛔厥也。蛔厥者，其人当吐蛔。今病者静，而复时烦，此为脏寒。蛔上入膈故烦，须臾复止，得食而呕又烦者，蛔闻食臭出，其人当吐蛔。蛔厥者，乌梅丸主之。又主久利方。

乌梅三百枚　细辛六两　干姜十两　黄连一斤　蜀椒四两，去汗　当归四两　桂枝六两　附子六两，炮　人参六两　黄柏六两

上十味，异捣筛，合治之。以苦酒浸乌梅一宿，去核，蒸之五升米下，饭熟捣成泥，和药令相得。纳臼中，与蜜，杵二千下，丸如梧桐子大。先食服十丸，日三服。稍加至二十丸。禁生冷、滑物、臭食等。

歌曰：
六两柏参桂附辛，黄连十六厥阴遵，
归椒四两梅三百，十两干姜记要真。

论云：厥阴之为病，消渴，气上撞心，心中疼热，饥而不饮食，食则吐蛔，下之利不止。此厥阴病之提纲也。经云：厥阴之上，风气主之，中见少阳。是厥阴以风为本，以阴寒为标，而火热在中也。至厥阴而阴已极，故不从标本而从于中治。

沈尧封云：此厥阴证之提纲也。消渴等证外，更有厥热往来，或呕或利等证，犹之阳明病胃家实之外，更有身热汗出，不恶寒反恶热等证。故阳明病必须内外证合见，乃是真阳明；厥阴病亦必内外证合见，乃是真厥阴。其余或厥、或利、或呕，而内无气上撞心、心中疼热等证，皆似厥阴而非厥阴也。

男元犀按：论云：伤寒脉微而厥，至七八日肤冷，其人躁无暂安时者，是以少阴证之脏厥，唤起厥阴之蛔厥也。然少阴证水火不交，则为烦躁，若真阳欲脱危证，则但躁不烦，与厥阴之但烦不躁者不同。故曰肤冷而躁，名曰脏厥，非蛔厥也。蛔厥为厥阴病的证。厥阴，阴极阳生，中为少阴相火，名曰蛔厥，此"蛔"字所包者广。厥阴主见风木，若名为风厥，则遗去"木"字；若名为木厥，又遗去"风"字，且用字亦不雅训；若名为风木厥，更见执著，第以"蛔厥"二字该之，盖以蛔者风木之虫也，而吐蛔为厥阴之真面目。拈此二字，而病源、病证具在其中。其人当吐蛔者，以风木之病当有是证，亦必不泥于蛔之有无，如本节"静而复烦"，与上节"气上冲心、心中疼热"皆是也。

曰蛔闻食臭出，其人当自吐蛔，又用一"当"字者，言吐蛔者其常，即不吐蛔而呕而又烦，风木之动亦可以吐蛔例之也。曰静而复烦，曰须臾复止，曰又烦者，风有作、止也。然通篇之眼目，在"此为脏寒"四字。言见证虽曰风木为病，相火上攻，而其脏则为寒。何也？厥阴为三阴之尽也。《周易·震卦》一阳居二阴之下，为厥阴本象，病则阳逆于上，阴陷于下。饥不欲食，下之利不止，是下寒之确证也；消渴，气上撞心，心中疼热，吐蛔，是上热之确证。方用乌梅渍以苦酒，顺曲直作酸之本性，逆者顺之，还其所固有，去其所本无，治之所以臻于上理也。桂、椒、辛、附，辛温之品，导逆上之火，以还震卦下一划之奇；黄连、黄柏，苦寒之品，泻心胸之热，以还震卦上四划之偶。又佐以人参之甘寒，当归之苦温，干姜之辛温，三物合用，能令中焦受气而取汁；而乌梅蒸于米下，服丸送以米饮，无非补养中焦之法，所谓厥阴不治取之阳明者此也。此为厥阴证之总方。注家第谓蛔得酸则静，得辛则伏，得苦则下，犹浅之乎测乌梅丸也。

当归四逆汤

治手足厥寒，脉细欲绝者，此方主之。

当归三两　桂枝三两　芍药三两　细辛三两　大枣二十五枚　甘草二两　通草二两。按：即今之木通，非肆中白松之通草。

上七味，以水八升，煮取三升，去滓。温服一升。日三服。

当归四逆加吴茱萸生姜汤

治手足厥寒，脉细欲绝，其人内有久寒者。

即前方加生姜半斤　吴茱萸二升

上，以水六升，清酒六升，煮取五升，温分五服。

歌曰：

三两辛归桂芍行，枣须廿五脉重生，

甘通二两能回厥，寒入吴萸二升姜半斤酒六升烹。

罗东逸曰：厥阴为三阴之尽，阴尽阳生。若受寒邪，则阴阳之气不相顺接，故脉微而厥。然厥阴之脏，相火游行其间，经虽受寒，而脏不即寒，故先厥者后必发热。所以伤寒初起，见其手足厥冷、脉细欲绝者，不得遽认为寒而用姜、附也。此方用桂枝汤君以当归者，厥阴主肝，肝为血室也。佐细辛，其味极辛，能达三阴，外温经而内温脏。通草其性极通，善开关节，内通窍而外通荣。去生姜者，恐其过表也。倍大枣者，即建中加饴之义；用二十枚者，取五五之数也。肝之志苦急，肝之神欲散，辛甘并举，则志遂而神悦；未有厥阴神志遂悦，而脉微不出、手足不温者也。不须参、苓之补，不用姜、附之峻，此厥阴厥逆与太少不同治也。若其人内有久寒，非辛温之品不能兼治，则加吴萸、生姜之辛热，更用酒煎，佐细辛，直通厥阴

之脏，迅散内外之寒，是又救厥阴内外两伤于寒之
法也。

麻黄升麻汤

治伤寒六七日，大下后，寸脉沉而迟，手足厥逆，
下部脉不至，咽喉不利，吐脓血，泄利不止者，为难
治，此方主之。

麻黄一两半　升麻一两半　当归一两　知母十八铢
黄芩十八铢　萎蕤十八铢　石膏六铢　白术六铢　干姜
六铢　芍药六铢　桂枝六铢　茯苓六铢　甘草六铢　天
冬六铢

上十四味，以水一斗，先煮麻黄一两沸，去上沫。
纳诸药，煮取三升，去滓。分温三服。相去如炊三斗
米顷，令尽。汗出愈。

歌曰：
两半麻升一两归，六铢苓术芍冬依，
膏姜桂草同分两，十八铢兮芩母萎。

一本：麻黄二两半，升麻、当归各一两一分。宋本：麻黄二两半，
升麻、当归各二两六铢，有麦门冬，无天门冬，余俱同。

张令韶曰：伤寒六七日，乃由阴出阳之期也。粗
工以为大热不解而大下之，虚其阳气，故寸脉沉迟，
手足厥逆也。下为阴，下部脉不至，阴虚不能上通于
阳也。咽喉不利，吐脓血，阳热在上也。泄利不止，
阴寒在下也。阴阳两不相接，故为难治。与升麻、麻

黄、桂枝以升阳，而复以茯苓、白术、干姜调其下利，与当归、白芍、天冬、萎蕤以止脓血，与知母、黄芩、甘草以利咽喉。石膏性重，引麻黄、升麻、桂枝直从里阴而透达于肌表，则阳气下行，阴气上升，阴阳和而汗出矣。

此方药虽驳杂，意义深长，学者宜潜心细玩可也。

干姜黄芩黄连人参汤

治伤寒本自寒下，医复吐下之，寒格，更逆吐下，若食入口即吐者主之。

干姜三两　黄连三两　黄芩三两　人参三两

上四味，以水六升，煮取二升，去滓。分温再服。

歌曰：

芩连苦降藉姜开，济以人参绝妙哉，

四物平行各三两，诸凡拒格此方该。

蔚按：伤寒本自寒下者，以厥阴之标阴在下也。医复吐下之，在下益寒而反格热于上，以致食入即吐。方用干姜，辛温以救其寒；芩、连苦寒，降之且以坚之。然吐下之后，阴阳两伤，胃家索然，必藉人参以主之，俾胃气如分金之炉，寒热各不相碍也。方名以干姜冠首者，取干姜之温能除寒下，而辛烈之气又能开格而纳食也。家君每与及门论此方及甘草附子汤，谓古人不独审病有法，用方有法，即方名中药品之前后亦寓以法。善读书者，当读于无字处也。

白头翁汤

治热利下重，及下利欲饮水者主之。

白头翁二两　黄连三两　黄柏三两　秦皮三两

上四味，以水七升，煮取二升，去滓。温服一升。不愈，更服一升。

歌曰：

三两黄连柏与秦，白头二两妙通神，

病缘热利时思水，下重难通此药真。

蔚按：厥阴标阴病，则为寒下；厥阴中见病则为热利下重者，即经所谓暴注是也。白头翁临风偏静，特立不挠，用以为君者，欲平走窍之火，必先定摇动之风也。秦皮浸水青蓝色，得厥阴风木之化，故用以为臣。以黄连、黄柏为佐使者，其性寒，能除热，其味苦，苦又能坚也。总使风木遂其上行之性，则热利下重自除；风火不相煽而燎原，则热渴饮水自止。

霍　乱　方

四逆加人参汤

治霍乱恶寒，脉微而复利，利止亡血也，此方主之。

四逆汤原方，加人参一两。

歌曰：

四逆原方主救阳，加参一两救阴方，

利虽已止知亡血，须取中焦变化乡。

《内经》谓：中焦取汁变化而赤是谓血。方用人参滋中焦之汁，非取其回阳也。

蔚按：论云：恶寒脉微而复利，利止无血也。言霍乱既利而复利，其证恶寒，其脉又微，可知阳气之虚也。然脉证如是，利虽止而非真止，知其血已亡，此亡血非脱血之谓，即下则亡阴之义也。《金匮》曰：水竭则无血，即为津液内竭。故以四逆汤救其阳气，又加人参生其津液。柯韵伯疑四逆汤原有人参，不知仲景于回阳方中逆绝此味，即偶用之，亦是制热药之太过，惟救阴方中乃加之。韵伯此言，可知未尝梦见《本草经》也。

理中丸

治霍乱病呕吐泄利，寒多，不饮水者。

人参三两　甘草三两　白术三两　干姜三两

上四味，捣筛为末。蜜和为丸，如鸡子黄大。以白汤①数合和一丸，研碎，温服之。日三、四，夜一服。腹中未热，益至三、四丸，然不及汤。汤法以四物依两数切，用水八升，煮取三升，去滓，温服一升，

---

① 白汤：即开水也。

日三服。若脐上筑者，肾气动也，去术加桂四两；吐多者，去术加生姜二两；下多者，还用术；悸者，加茯苓二两；渴欲得水者，加术足前成四两半；腹中痛者，加人参足前成四两半；寒者，加干姜足前成四两半；腹满者，去术加附子一枚。服汤后如食顷，饮热粥一升许。微自温，勿揭衣被。按：与服桂枝汤同法。可知伤寒不忌食也。

歌曰：

吐利腹疼用理中，丸汤分两各三同，

术姜参草刚柔济，服后还余啜粥功。

理中汤、丸加减法：

加减歌曰　脐上筑者白术忌，去术加桂四两治；吐多白术亦须除，再加生姜二两试；若还下多术仍留，转输之功君须记；悸者心下水气凌，茯苓二两堪为使；渴欲饮水术多加，共投四两五钱饵；腹中痛者加人参，四两半分足前备；寒者方内加干姜，其数亦与加参类；足前成四两半，腹满应将白芍删，加附一枚无剩义，服如食顷热粥尝，戒勿贪凉衣被置。徐灵胎云：桂枝汤之饮热粥，欲其助药力外散。此饮热粥，欲其助药力以内温。

蔚按：论云：霍乱头痛，发热，身疼痛，热多饮水者，五苓散主之；寒多不用饮水者，理中丸主之。曰霍乱者，呕吐而利也。头痛发热，身疼痛者，内霍乱而外伤寒也。热渴者，以五苓散助脾土，以滋水津之四布；寒而不渴者，用理中丸理中焦，而交上下之阴阳。盖以上吐下利，不论寒热，治以专顾其中也。

王晋三云：人参、甘草，甘以和阴，白术、干姜，辛以和阳。辛甘相辅以处中，则阴阳自然和顺矣。此为温补第一方。论中言四逆辈，则此汤俱在其中。又治大病瘥后喜唾，善读书者，于"喜唾"二字推广之，凡脾虚胃虚皆是，便可悟调理之善方矣。

程郊倩曰：参、术、炙草，所以固中州，干姜守中，必假之焰釜薪而腾阳气，是以谷入于阴，长气于阳，上输华盖，下摄州都，五脏六腑皆以受气矣。此理中之旨也。

通脉四逆加猪胆汁汤

治吐已下断，汗出而厥，四肢拘急，脉微欲绝者。

通脉四逆原方，加猪胆汁四合

煎如前法。煎成，纳猪胆汁，分温再服。其脉即出。

歌曰：

生附一枚三两姜，炙甘二两《玉函》方，此遵宋本《金匮玉函经》坊刻《伤寒论》：甘草三两，炙。

脉微内竭吐已下断，津液竭于内也；四肢拘急，津液竭于内而不荣于外也。资真汁，经云：中焦受气取汁。又，胆为真汁。猪胆还加四合襄。亦遵《玉函经》法，《伤寒论》猪胆汁止半合。

蔚按：论云：吐已下断者，言阴阳气血俱虚，水谷俱竭，无有可吐而自已，无有可下而自断也。曰汗出而厥，脉微欲绝者，无阳气以主之也。日四肢拘急者，无津液以养之也。此际，若用四逆汤，姜、附之温，未尝不可以回阳，倍用甘草之甘，未尝不可以滋阴，然犹恐其缓而无济也。若用通脉四逆汤，倍干姜之勇，似可追返元阳，然犹恐大吐大利之余，骤投大辛之味，内而津液愈涸，外而筋脉愈挛，顷刻死矣。师于万死中觅一生路，取通脉四逆汤以回其厥，以止其汗，更佐以猪胆生调，取生气俱在，苦先入心而脉复，以汁补中焦之汁，灌溉于筋则拘挛解。辛甘与苦甘相济，斯阴阳二气顷刻调和，即四逆加人参汤之意。但人参亦无情之草根，不如猪胆汁之异类有情，生调得其生气，为效倍神也。诸家囿于白通加法，谓格阳不入，借苦寒以从治之，堪发一笑。

　　按：古本只加胆汁，无人尿，张隐庵注有人尿，必有所本。读其注文，极有见解。张隐庵云：此节重言，以结上文两节之意。上两节皆主四逆汤，此言气血皆虚，更宜通脉四逆加猪胆、人尿以治之。不曰吐利止，而曰吐已下断者，谓津液内竭，吐无所吐，下无所下也。若吐已下断，如所谓汗出而厥四肢拘急之证，仍然不解；所谓脉微欲绝之脉，依然如故；此谓阴阳血气俱虚，更宜通脉四逆加猪胆汁汤主之。通脉四逆汤解见"少阴篇"。加水畜之甲胆，乃起肾脏之精汁，上资心主之血，更加人尿，乃引膀胱之津液，还入胃中，取精汁内滋而血气调和之意，盖风雨寒暑之邪，直入中焦，皆为霍乱。若吐利太过而生气内伤，手足厥冷脉微欲绝者，宜四逆汤主之，无分寒与暑也。何也？正气受伤，止救正而不论邪。后人补立藿香正气散以治吐利，此治微邪在胃，正气不伤，如此之证，弗药亦愈，即阴阳汤、黄土汤，皆能疗之。若霍乱里虚，古圣止立四逆、理中二方，为急救正气之法。有谓藿香正气散治暑霍乱者，亦非也。愚每见暑月病霍乱，四肢逆冷无脉而死，藿香正气，不过宽胸解表之剂，焉能治之？况夏月元气发泄在外，中气大虚，外邪卒至，救正犹迟，况疏散之剂乎！夫邪正相搏，有风雨寒暑之分。正受邪伤，止论正气之虚实，入脏即为不治之死证，非风暑为阳而寒雨为阴也。此为霍乱之大纲，学者宜服膺而弗失。高子曰：霍乱之证，至汗出而厥，四肢拘急，脉微欲绝，乃纯阴无阳，用四逆汤不必言矣，又加猪胆汁、人尿者，津液竭而阴血并虚，不当但助其阳，更当滋益其阴之意。每见夏月霍乱之证，四肢厥逆，脉微欲绝，投以理中、四逆不能取效，反以明矾少许和凉水服之而即愈，亦即胆汁、人尿之意。先贤立法，可谓周遍详明矣。

阴阳易瘥后劳复方

烧裈散

治阴阳易。

上，取妇人中裈近隐处，剪烧灰，以水和服方寸匕，日三服，小便即利，阴头微肿，则愈。妇人病，取男子中裩烧服。

歌曰：

近阴裆袴剪来烧，研末还须用水调。

同气相求疗二易，长沙无法不翘翘。

张隐庵曰：裩裆，乃阴吹注精之的。盖取彼之余气，劫彼之余邪。邪毒原从阴入，复使之从阴以出。故曰：小便利，阴头微肿即愈。

枳实栀子豉汤

治大病瘥后，劳复者主之。若有宿食，加大黄。

枳实三枚，炙　栀子十四枚　香豉一升

上三味，以清浆水①七升空煮，取四升，纳栀子、枳实，煮取二升。下豉，更煮五六沸。去滓，温分再服。覆令微似汗。

歌曰：

一升香豉枳三枚，十四山栀复病该，《伤寒论》只以"大病后劳复者"六字该之，不著其病形。

浆水法煎微取汗，食停还藉大黄开。若有宿食，加大黄，如博棋子大五六枚。

张隐庵曰：大病瘥后，则阴阳水火始相交会。劳其形体，则气血内虚，其病复作，其证不一，故不著

――――――――――
①　清浆水：即米泔水。

其病形，只以此方统治之。方中栀子清上焦之烦热，香豉散下焦之水津，枳实炙香宣中焦之土气。三焦和而津液生，津液生而气血复矣。若有宿食，则三焦未和，加大黄以行之，令燥屎行而三焦气血自相和矣。今之医辈，凡遇此证，无不以补中益气汤，误也！

牡蛎泽泻散

治大病瘥后，腰以下有水气者主之。

牡蛎　泽泻　蜀漆洗去腥　海藻洗去盐

瓜蒌根　商陆根熬　葶苈子以上各等分

上七味，异捣，筛下为散，更入臼中治之。白饮和，服方寸匕，小便利，止后服，日三。

歌曰：

病瘥腰下水偏停，泽泻蒌根蜀漆葶，

牡蛎商陆同海藻，捣称等分去声饮调灵。

蔚按：太阳之气，因大病不能周行于一身，气不行而水聚之。今在腰以下，宜从小便利之。牡蛎、海藻生于水，故能行水，亦咸以软坚之义也。葶苈利肺气而导水之源，商陆攻水积而疏水之流。泽泻一茎直上，瓜蒌生而蔓延，二物皆引水液而上升，可升而后可降也。蜀漆乃常山之苗，自内而出外，自阴而出阳，所以引诸药而达于病所。又，散以散之，欲其散布而行速也。但其性甚烈，不可多服，故曰小便利止后服。此方用散，不可作汤，以商陆水煮服，杀人。

竹叶石膏汤

治伤寒解后，虚羸少气，气逆欲呕，及虚烦客热不退者，主之。

竹叶二把　石膏一斤　半夏半升　人参三两　甘草二两　粳米半升　麦门冬一升

上七味，以水一斗，煮取六升，去滓。纳粳米，煮米熟，汤成，去米。温服一升，日三服。

歌曰：

三参二草一斤膏，病后虚羸呕逆叨，

粳夏半升叶二把，麦冬还配一升熬。

张隐庵曰：竹叶凌冬青翠，得冬令寒水之气，半夏生当夏半，得一阴之气；参、草、粳米，资养胃气以生津液；麦冬通胃气之络；石膏纹肌色白，能通胃中之逆气达于肌腠。总令津液生而中气足，虚热解而吐自平矣。

男元犀按：徐灵胎云，此仲景先生治伤寒愈后调养之方也。其法专于滋养肺胃之阴气以复津液。盖伤寒虽六经传遍，而汗吐下三者，皆肺胃当之。又《内经》云，人之伤于寒也，则为病热。故滋养肺胃，岐黄以至仲景之不易之法也。后之庸医，则用温热之药峻补脾肾，而千圣相传之精义，消亡尽矣。

按《内台》正方一百一十三道，今少禹余粮丸，实一百一十二道也。此上古相传之方，伊圣集为《汤

液经》，以治百病，非为伤寒设也。仲景得其书而神其
用。建安纪年以来，悯族亲之死于伤寒者，十居其七，
遂遂去习俗伤寒方，而以此方为救治，遂以此名书，
其实非伤寒专方也。今之病家，一闻议及，则曰：伤
寒论各方，老医相戒不可用，况我非伤寒病乎！心甚
疑之，疑而不服则可，服而又疑则多事矣。余故著
《医病顺其自然说》于后。

附识一道

　　蔚按：医道之不明也，皆由于讲方而不穷经之故。
《神农本草经》，明药性也，未尝有配合之方。《灵枢》
《素问》，穷造化阴阳之理，原其得病之由，除鸡矢醴、
半夏秫米汤等节外，无方。《难经》八十一章，阐明
《内经》之旨，以补《内经》所未言，亦无方。至汉张
仲景，得商伊圣《汤液经》，著《伤寒论》《金匮要略》
二书，专取伊圣之方，而立三百九十七法，法以方而
行，方以法而定，开千百年之法眼，不可专谓为方。
仲景后，此道渐晦。至唐，赖有孙思邈起而明之，著
《千金方》，其方俱从《伤寒论》套出，又将《伤寒论》
一一备载不遗。惜其字句不无增减，章节不无移易，
又不能阐发其奥蕴，徒汲汲于论中各方，临摹脱换，
以求新异，且续刻《千金翼》，以"养性"、"补益"各
立一门，遂致后医以补脾、补肾、脾肾双补、补气、

补血、气血两补、温补、凉补、不温不凉之平补等方，迎合于富贵之门，鄙陋之习，由此渐开。究非《千金方》之过，不善读《千金方》之过也。后学若取其所长，弃其所短，则《千金》书何尝非仲景书之翼也？即《千金》私淑仲景，时有羹墙之见。其方托言龙宫秘方，盖以仲景居卧龙冈，其《伤寒》《金匮》方即为龙宫方。老生恒谈，神明瘁鬼神来告，岂其真为神授哉！家严少孤，家徒四壁，半治举子业，半事刀圭家，日见各医竞尚唐宋各方，金元刘张朱李四大家，以及王宇泰、薛立斋、张景岳、李士材辈，滥取各方而为书，是有方之书行，而无方之书遂废。心其悯之。每欲以家藏各方书付之祖龙，而于无方之《本经》《内经》《难经》，及祖述伊圣经方之仲景书，寝食数十年弗倦，自《千金》及下无讥焉。壬子登贤书后，寓都门，适伊云林先生患中风证，不省人事，手足偏废，汤米不入者十余日。都门名医咸云不治。家严以二剂起之，名噪一时，就诊者门外无虚辙。后因某当事强令馆于其家，辞弗就，拂其意，癸丑秋托病而归。后出宰畿辅，恐以医名蹈癸丑岁之前辙，遂绝口不谈，而犹私自著书。尝语蔚曰，三不朽事，立言居其一，诗文词赋不与焉。有人于此，若能明仲景之道，不为异端末学所乱，民不夭札，其功德且及于天下后世也。前刻公余医录等书，皆在保阳官舍而成。而《伤寒论》《金匮要略》浅注二书，稿凡三易，自喜其深入显出，自王叔和编次、成无己注释后，若存若没，千有余年，至今日方得其真谛，与时俗流传之医书，大有分别。所苦者，方中分两轻重，煮渍先后，分服、顿服、温服、少冷服等法，毫厘间大有千里之判，不得不从俗本，编为歌括，以便记诵。命蔚于歌括后，各首拟注，亲笔改易，其于蔚之千虑一得处，则圈之又圈，点之又点，意欲大声疾呼，唤醒千百医于靡靡欲寐中，忽然惊觉而后快。至于《金匮》方，又命弟元犀韵之，蔚则仿建安许氏《内台方议》体，为之逐条立议焉。盖以高年之心，不堪多用，蔚与弟元犀不过效有事服劳之道，非敢轻动笔墨也云尔。时嘉庆二十四年岁次己卯冬至后五日也。男蔚谨识。

蔚再按：以上拟注及附识一条，皆家严亲笔圈点。蔚谨遵而不敢违。付刻后，每欲于注中说未了者，续出数条，庶无剩义。因阅时医贤徐灵胎医书六种，其首卷有论六条，颇见晓畅，蔚可以不必再续也。今附录于后，以公同好。

附录六首

方药离合论论共六首，俱徐灵胎著。灵胎，名大椿。江苏吴江人也。

方之与药，似合而实离也。得天地之气，成一物之性，各有功能。可以变易血气，以除疾病，此药之力也。然草木之性，与人殊体，入人肠胃，何以能如人之所欲以致其效，圣人为之制方以调剂之。或用以专攻，或用以兼治，或相辅者，或相反者，或相制者，故方之既成，能使药各全其性，亦能使药各失其性，操纵之法，大有权焉。此方之妙也。若夫按病用药，药虽切中，而立方无法，谓之有药无方；或守一方以治病，方虽良善，而其药有一二味与病不相关者，谓之有方无药。比之作书之法，用笔已工而配合颠倒，与夫字形具备点划不成者，皆不得谓之能书。故善医者，分观之而无药弗切于病情，合观之而无方不本于古法，然后用而弗效，则病之故也，非医之罪也。而不然者，即偶或取效，隐害必多，则亦同于杀人而已矣。至于方之大小奇偶之法，则《内经》详言之，兹不复赘云。

古方加减论

古人制方之义，微妙精详，不可思议。盖其审察病情，辨别经络，参考药性，斟酌轻重，其于所治之病不爽毫发，故不必有奇品异术，而沉痼艰险之疾，投之辄有神效，此汉以前之方也。但生民之疾病不可胜穷，若必每病制一方，是曷有尽期乎？故古人即有加减之法。其病大端相同，而所现之症或不同，则不必更立一方，即于是方之内，因其现证之异，而为之加减。如《伤寒论》中，治太阳病用桂枝汤。若见项背强者，则用桂枝加葛根汤；喘者，则用桂枝加厚朴杏子汤；下后脉促胸满者，桂枝去白芍汤；更恶寒者，去白芍加附子汤；此犹以药为加减者也。若桂枝麻黄各半汤，则以两方为加减矣。若发奔豚者，用桂枝为加桂枝汤，则又以药之轻重为加减之矣，然一二味加减，虽不易本方之名，而必明著其加减之药。若桂枝汤倍用芍药而加饴糖，则又不名桂枝加饴糖汤，而为建中汤，其药虽同而义已别，则立名亦异，古法之严如此。后之医者不识此义，而又欲托名用古，取古方中一二味，则即以某方目之。如用柴胡，则即曰小柴胡汤，不知小柴胡之力全在人参也。用猪苓、泽泻，即曰五苓散，不知五苓之妙专在桂枝也。去要药杂以他药，而仍以某方目之，用而不效，不知自咎，或则归咎于病，或则归咎于药，以为古方不可治今病。嗟乎！即使果识其病，而用古方支离零乱，岂有效乎？遂相戒以古方为难用，不知全失古方之精义，故与病毫无益而反有害也。然则当何如？曰：能识病情与古方合者，则全用之。有别症，则据古法加减之。如不尽合，则依古方之法，将古方所用之药而去取损益之。必使无一药不对症，自然不背于古人之法，而所投必有神效矣。

方剂古今论

后世之方，已不知几亿万矣，此皆不足以名方者

也。昔者圣人之制方也，推药理之本原，识药性之专
能，察气味之从逆，审脏腑之好恶，合君臣之配偶，
而又探索病情，推求经络，其思远，其义精，味不过
三四，而其用变化不穷。圣人之智，真与天地一体，
非人之心思所能及也。上古至今，千圣相传，无敢失
坠。至张仲景先生，复申明用法，设为问难，注明主
治之症，其《伤寒论》《金匮要略》，集千圣之大成，
以承先而启后，万世不能出其范围，此之谓古方，与
《内经》并垂不朽者。其前后名家，如仓公、扁鹊、华
佗、孙思邈诸人，各有师承，而渊源又与仲景微别，
然犹自成一家，但不能与《灵》《素》《本草》一线相
传，为宗支正脉耳。既而积习相仍，每著一书，必自
撰方千百。唐时诸公，用药虽博，已乏化机；至于宋
人，并不知药，其方亦板实肤浅；元时号称极盛，各
立门庭，徒骋私见；迨乎前明，蹈袭元人绪余而已。
今之医者，动云古方，不知古方之称，其指不一。若
谓上古之方，则自仲景先生流传以外，无几也。如谓
宋元所制之方，则其可法可传者绝少，不合法而荒谬
者甚多，岂可奉为典章？若谓自明人以前皆称古方，
则其方不下数百万！夫常用之药不过数百品，而为方
数百万，随拈几味，皆已成方，何必定云某方也？嗟
嗟！古之方何其严，今之方何其易。其间亦有奇巧之
法，用药之妙，未必不能补古今之所未及，可备参考
者，然其大经大法，则万不能及。其中更有违经背法

之方，反足贻害，安得有学之士为之择而存之，集其大成，删其无当，实千古之盛举，余盖有志而未逮！

古今方剂大小论

今之论古方者，皆以古方分两太重为疑，以为古人气体厚，故用药宜重，不知此乃不考古而为此无稽之谈也。古时升斗权衡，历代各有异同。而三代至汉，较之今日，仅十之二。余亲见汉时有六升铜量，容今之一升二合。如桂枝汤乃伤寒大剂也。桂枝三两，芍药三两，甘草二两，共八两，二八不过一两六钱为一剂，分作三服，则一服药不过今之五钱三分零。他方间有药品多而加重者，亦不过倍之而已。今人用药，必数品各一二钱，或三四钱，则反用三两外矣。更有无知妄人，用四五两作一剂，近人更有用熟地八两为一剂者，尤属不伦。用丸、散亦然。如古方乌梅丸，每服如梧子大二十丸，今不过四五分，若今人之服丸药，则用三四钱至七八钱不等矣。末药只用方寸匕，不过今之六七分，今亦服三四钱矣。古人之用药分两，未尝重于今日，《周礼》遗人，凡万民之食食者，人四鬴。注：六斗四升曰鬴，四鬴共二石五斗六升。为人一月之食，则每日食八升有余矣。而谬说相传，方剂日重。即此一端，而荒唐若此，况其深微者乎！盖既不能深思考古，又无名师传授，无怪乎每举必成笑谈也。

煎药法论

煎药之法，最宜深讲，药之效不效，全在乎此。夫烹饪禽鱼羊豕，失其调度，尚能损人，况药专以之治病，而可不讲乎？其法载于古方之末者，种种各殊。如麻黄汤先煮麻黄，去沫，然后加余药同煎，此主药当先煎之法也。而桂枝汤，又不必先煎桂枝，服药后，须啜热粥以助药力，又一法也。如茯苓桂枝甘草大枣汤，则以甘澜水先煮茯苓；如五苓散，则以白饮和服，服后又当多饮暖水；小建中汤，则先煎五味，去滓，而后纳饴糖；大柴胡汤，则煎减半，去滓再煎；柴胡加龙骨牡蛎汤，则煎药成而后纳大黄；其煎之多寡，或煎水减半，或十分煎去二三分，或止煎一二十沸，煎药之法，不可胜数，皆各有意义。大都发散之药及芳香之药，不宜多煎，取其生而疏荡；补益滋腻之药，宜多煎，取其熟而停蓄；此其总诀也。故方药虽中病，而煎法失度，其药必无效。盖病家之常服药者，或尚能依法为之。其粗鲁贫苦之家，安能如法制度，所以病难愈也。若今之医者，亦不能知之矣，况病家乎？

服药法论

病之愈不愈，不但方必中病，方虽中病，而服之不得其法，则非特无功，而反有害，此不可不知也。如发散之剂，欲驱风寒出之于外，必热服而暖覆其体，令药气行于营卫，热气周遍，挟风寒而从汗解；若半温而饮之，仍当风坐立，或仅寂然安卧，则药留肠胃，不能得汗，风寒无暗消之理，而营卫反为风药所伤矣。通利之药，欲其化积滞而达之于下也，必空腹顿服，使药性鼓动，推其垢浊从大便解；若与饮食杂投，则新旧混杂，而药气与食物相乱，则气性不专而食积愈顽矣。故《伤寒论》等书，服药之法宜热、宜温、宜凉、宜缓、宜急、宜多、宜少、宜早、宜晚、宜饱、宜饥，更有宜汤不宜散，宜散不宜丸，宜膏不宜丸，其轻重大小，上下表里，治法各有所当。此皆一定之至理，深思其义，必有得于心也。